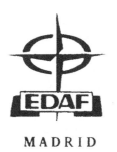

MADRID

KEVIN Y BARBARA KUNZ

REFLEXOLOGIA DE PIES Y MANOS

Una guía de autoayuda para múltiples dolencias

Título del original inglés:
HAND AND FOOT REFLEXOLOGY A SELF-HELP GUIDE

Traducción de:
RAFAEL LASSALETTA CANO

© 1984, by Kevin and Barbara Kunz
© De la traducción, Editorial EDAF, S.A.
© 1990 Editorial EDAF, S.A. Jorge Juan, 30. Madrid.
Para la edición en español por acuerdo con Prentice Hall Press —New York, USA

No está permitida la reproducción total o parcial de este libro, ni su tratamiento informático, ni la transmisión de ninguna forma o por cualquier medio, ya sea electrónico, mecánico, por fotocopia, por registro u otros métodos, sin el permiso previo y por escrito de los titulares del Copyright.

Printed in Spain   Impreso en España
Gráficas Rogar, S. A. - León, 44 - Pol. Ind. Cobo Calleja - Fuenlabrada (Madrid)

ÍNDICE

	Págs.
Prefacio	9
Introducción	13
Teoría y Principios	15
Los pies, las manos y el cuerpo: una relación especial	17
El gerente del cuerpo: aprovecharse de la forma en que funciona el cuerpo	19
Principios de la dirección corporal	21
El aprendizaje del lenguaje corporal	22
Propriocepción: el lenguaje del movimiento	22
Percepciones corporales	23
Posibilidades de interacción:	25
Trabajar con la propriocepción	25
La utilización de las relaciones del cuerpo	26
Las relaciones del cuerpo	26
Elegir un programa de bienestar: ponga el tiempo de su lado	29
Planificación de tiempo	30
Encontrar una técnica para cada momento y lugar	31
Inicie su programa	32
El comienzo	32
El desarrollo de una pauta coherente	32
Preguntas y respuestas	33
TÉCNICAS	35
Introducción	37
Reflexología: tres técnicas básicas	39
El agarre: una técnica fundamental	40
La técnica del agarre	41
Técnica de rotar sobre un punto	44
La técnica de caminar con el pulgar y los dedos	45
Diagrama resumen de las técnicas	48
Reflexología de los pies: técnicas aplicadas	55
Planta del pie	56
Empeine del pie	61
Lateral del pie, interior	64
Lado del pie: exterior	66
Miscelánea	74
Diagrama de resumen de técnicas	79

Reflexología de las manos: técnicas aplicadas	83
Palma de la mano.	84
Dorso de la mano.	92
Lados de la mano.	96
Miscelánea de la mano.	98
Diagrama de resumen de técnicas.	105
Reproducción de la zancada	109
Introducción	111
DIAGRAMAS	125
Reflexología del pie.	126
Reflexología de la mano.	127
Reflexología de los pies	128
Glosario de símbolos	130
Diagramas de técnicas.	133
EL DIRECTORIO	139
Lista de intereses especiales	141
Partes corporales	163
Cómo utilizar las partes corporales.	164
Lista de las partes corporales.	165
FILOSOFÍA DE LA AUTOAYUDA	223
BIBLIOGRAFÍA	225
ÍNDICE DE NOMBRES	227

PREFACIO

Hasta hoy, la reflexología tradicional ha dejado abierta una cuestión: ¿por qué funciona la reflexología? Los efectos generalmente incluidos hasta ahora han sido: mejora de la circulación, normalización de las funciones orgánicas y glandulares e inducción de un estado de relación. Sin embargo, no existe una respuesta bien definida que responda a la pregunta de por qué el trabajo de los pies y las manos produce resultados tan notables.

Esa posición tan vaga y poco clara nos ha impulsado a buscar respuestas. Ruth Hahn, antigua estudiante y buena amiga, nos puso en la dirección de la experiencia sensoria como base de nuestra investigación. Ella es directora del Centro de Rehabilitación del Condado de Miami para niños y adultos con lesiones cerebrales de Piqua, Ohio. Ha aplicado la reflexología como componente importante de un programa general de estimulación sensoria. Las conversaciones que tuvimos con ella, referidas a los problemas que encontramos en el caso de un cliente, iniciaron nuestra educación en el sistema sensorio y sus funciones. Enseguida decidimos convertirnos en «autoinvestigadores interesados», tal como Ruth había hecho. Dirigimos entonces nuestra atención a la literatura científica. Los pies parecían tener una relación tan fundamental con el resto del cuerpo que probablemente tendría que haber al menos algunas referencias en los documentos de investigación u otras obras.

En realidad, el primer encuentro se produjo en un manual de anatomía humana. Allí es donde surgió el término «proprocepción». Conforme íbamos leyendo, sabíamos que habíamos encontrado una conexión. Las definiciones proprioceptivas se mencionaban repetidamente con referencia a la planta de los pies, indicando que los pies parecen proporcionar una importantísima información dentro del sistema de comunicaciones corporales, y rutinariamente intercambian información con el resto del cuerpo.

Además de esta relación fundamental entre los pies y el cuerpo, posteriores investigaciones revelaron la contribución de los pies al estado general corporal de disposición. Para realizar los movimientos eficazmente, debe mantenerse un fondo general de tensión muscular que recibe el nombre de «tono». El nivel de tensión está predeterminado, por lo que uno debe colocar las diferentes partes del cuerpo en las posiciones exactas, y esas partes deberán permanecer en la misma posición a pesar de las fuerzas exteriores. «Un ejemplo de esto sería la operación de remar en una barca, durante la cual una persona establece el grado de fuerza durante todo el movimiento», p. 461, *Basic Human Physiology*. Incluso el hecho ordinario de andar exige un fondo general de tensión que está predeterminado para que pueda producirse un movimiento fluido.

El tono determina también la supervivencia básica. Un desafío desde el exterior del cuerpo produce un aumento general del nivel de tensión corporal. La respuesta de lucha o huye es reconocida como una acción reflexiva que se produce cuando se desafía al cuerpo hasta niveles extremos. El nivel de tono del cuerpo es el medio a través del cual se realiza la acción. El tono sirve también de vínculo entre los pies, las manos y los órganos internos. Cuando el cuerpo pasa del sueño al estado de vigilia, o de un estado de descanso a otro de actividad plena, es el tono lo que determina la eficacia y rapidez con que se produce el cambio.

La reflexología ha mantenido siempre una vinculación entre los pies, las manos y los órganos internos. En gran parte de la literatura que revisamos durante nuestra investigación, esto se describe como un tipo de «lazo». La estimulación sensoria no sólo activa y ajusta una respuesta de los músculos y nervios, sino que también «enlaza» con los órganos internos. Son importantes, por tanto, los mensajes proprioceptores que producen un «alto grado de estimulación de la actividad». Las actividades automáticas se ajustan, junto con los otros ajustes que se llevan a cabo en todo el cuerpo, para satisfacer el incremento de las demandas. Dicho de otra manera, los mensajes proprioceptores de los pies y las manos dan al cuerpo la retroalimentación necesaria sobre los acontecimientos exteriores que se están produciendo. A su vez, el sistema sensorio se ajusta totalmente y busca luego información adicional para completar el cuadro. Los órganos interiores son regulados con niveles de combustible adecuados para que satisfagan las cambiantes demandas de las situaciones.

La función primordial del sistema sensorio corporal es la supervivencia. La detección de un peligro, dándole una respuesta adecuada, es deber de todo el cuerpo. La actitud de lucha o huye (la reacción defensiva del cuerpo ante el peligro) es un método para aumentar la disposición corporal con el fin de dar una respuesta apropiada a la situación. La locomoción es un medio de posibilitar la respuesta de lucha o huye. Describe la capacidad de moverse de un lugar a otro, ayudando a asegurar la supervivencia.

La zancada misma es evidencia de que existe una relación especial entre los pies y el resto del cuerpo. Dentro del sistema sensorio, el pie actúa como un órgano sensorio que ayuda a regular los cambios de terreno que se produzcan. Con su información, el pie contribuye a mantener el equilibrio en condiciones cambiantes. Un paso es un cambio en la actitud corporal y contribuye al equilibrio general del cuerpo.

En cuanto que órgano sensorio, el pie tiene la capacidad de adaptarse a una diversidad de terrenos y condiciones. Ciertamente, los zapatos y las superficies planas eliminan el elemento de desafío en la función sensoria del pie. Y, como le sucede a cualquier otro órgano sensorio, si no se utiliza tiende a perder su capacidad de adaptación.

El pie también es un consumidor de energía. Ese consumo depende de su capacidad de utilizar plenamente su función sensoria. La estimulación desafía al pie y despierta su capacidad de contribuir con un modo de operación eficaz. Por ejemplo, la práctica hace que los movimientos de un atleta sean más fluidos y consuman menos energía. La práctica hace que la función del pie sea más viable y consume menos energía. Cada paso que da un pie puede ahorrar energía de los recursos limitados del cuerpo.

Una manera de refinar el movimiento consiste en refinar el tono o la disposición corporal. El tono del cuerpo puede «fijarse», como un termostato, en una posición demasiado alta, lo que puede provocar que se produzca una actitud de lucha o huye en una situación que no exigía tal reacción. La utilización deliberada de la aplicación de presión en las manos y los pies es una manera de describir esos niveles de tensión prefijados (el tono) y, por tanto, en última instancia, de alterarlos.

Toda señal sensorial produce alguna alteración del tono. La reflexología está destinada a interrumpir coherentemente ese tono sobre una base frecuente. Cada interrupción conduce a una nueva evaluación de la situación y a un retorno gradual a un estado de equilibrio.

Una cuestión que la teoría reflexológica deja sin explicar es la idea de que la imagen del cuerpo es proyectada y representada por los pies. Esto recibe el nombre de *teoría de la reiteración* (la correlación de las diversas partes de los pies con las diversas partes del cuerpo). Hay precedentes de una representación organizativa o disposición del sistema sensorio. En el cerebro, la información sensoria se traslada

Prefacio

en respuestas motoras (musculares) apropiadas. Ello se produce en la corteza motor-sensoria. La imagen proyectada es una disposición espacial de las diversas partes del cuerpo reflejando la imagen corporal.

El doctor Ralph Alan Dale, en una serie de artículos en los que relaciona la reflexología con la acupuntura, dice que este fenómeno es «reiterativo». La reflexología y los otros sistemas que proyectan la totalidad del cuerpo sobre una parte de éste (pies, manos, cabeza, rostro, etc.) se basan, en realidad, en la teoría reiterativa.

En las fases iniciales de desarrollo, el embrión «conecta» con los importantísimos órganos sensorios. Esa «conexión» prenatal puede ser la base de la reiteración. La neurología reconoce que cada célula participa del sistema de comunicación corporal. Un sistema sensorio muy desarrollado, capaz de llevar a cabo el dificilísimo acto del caminar humano, podría haber desarrollado un mecanismo como el de la reiteración. Nuevas investigaciones deberán clarificar la naturaleza exacta de la reiteración, y es de esperar que identifiquen a los otros participantes en el proceso.

Reflexología de pies y manos

*A Jimmy Romero, Kris Hain, Anne Thomas
Y Ruth Hahn*

*Nuestro agradecimiento a Jan y Rol Schneider,
Sue y Paul Hain, Celena Lueras, Ed Case,
Larry Clemmons, Bob Dallamore, Dave Sayer,
Jill Schneider, JoAnn y Mark Mellone,
Rita Zulka y nuestros padres, Ruth y Caiser Kunz
Y Margaret y Joseph Kurcaba.*

*Nuestro agradecimiento especial a Betty Colvin,
Ken Shoemaker, Peter Kunz y Betsy Torjussen
por su maravilloso esfuerzo para producir esta obra.*

INTRODUCCION

Tras terminar nuestro libro, *The Complete Guide to Foot Reflexology*, nuestro siguiente desafío era encontrar una respuesta a la pregunta de cómo funciona realmente la reflexología. La investigación nos dio respuestas que no sólo parecían creíbles, sino que, además, nos permitieron crear las técnicas que encontrará en este libro.

La respuesta a la pregunta es que cualquier forma de señal sensoria altera el tono o nivel de tensión del cuerpo. Sir Charles Sherrington, padre fundador de la neurofisiología, dijo en una ocasión: «Una conversación en una fiesta altera la vida.» Hizo esa observación como un reconocimiento de la influencia de cualquier experiencia sensoria, ya sea oída, vista o sentida.

La reflexología tradicional se ha practicado como una forma de experiencia sensoria mediante presión profunda aplicada en las plantas de los pies. La información que proporciona tal experiencia es realmente vital para la capacidad de caminar del cuerpo. Mientras se está de pie o caminando, la presión profunda en las plantas de los pies ayuda al cuerpo a mantener su posición. Se necesita una enorme cantidad de información para que el cuerpo mantenga una posición erguida. Lo que hace que la tarea sea tan difícil es el hecho de mantenerse erguido sobre dos pedestales pequeños: los pies. El cuerpo entero participa de ello, y actúa al unísono como respuesta a la información procedente de la presión profunda sobre las plantas de los pies. Las exigencias de este principio nos han dado una vinculación entre los pies y el cuepo, y nos han servido como origen para las respuestas increíbles que hemos visto en la reflexología.

Hemos utilizado esta información no sólo como ayuda para desarrollar nuestra comprensión de la vinculación existente entre el cuerpo y los pies, sino también para descubrir nuevas maneras de interactuar con éstos. Llegamos a comprender que la presión prufunda era tan sólo una de las diversas señales sensorias locomotoras que podían ser replicadas y servir como medio de comunicación con el cuerpo. También el estiramiento de los músculos y la angulación de las articulaciones son señales sensorias que nos han proporcionado nuevas posibilidades exploratorias. En conjunto, estas señales sensorias reciben el nombre de «proprioception», el mecanismo autoperceptor del sistema sensorio. Todos los movimientos exigen esa percepción. La propia supervivencia, la capacidad misma de luchar o escapar, está inestricablemente vinculada con dicho sistema.

Además, la capacidad del cuerpo de percibirse a sí mismo determina su habilidad para enfrentarse al estrés de la vida diaria. Una percepción corporal más precisa produce una respuesta finamente sintonizada con las interacciones del día. Ahora bien, estamos convencidos de que la interacción con el mecanismo autoperceptor es posible y puede utilizarse para interrumpir las pautas de estrés. Dicha posibilidad resulta interesante. El potencial individual estriba en la oportunidad de interactuar con el mecanismo que regula el estrés del cuerpo; en esencia, actuar con los elementos de salud, bienestar, creatividad, adecuación y calidad misma de la vida.

Este libro es un manual de posibilidades. Es una exploración de la experiencia sensoria tal como se aplica sobre una base coherente. Los diversos potenciales de este enfoque se irán comprendiendo a través de la aplicación individual. Esperamos que quien utilice esta información descubra que su exploración es gratificante.

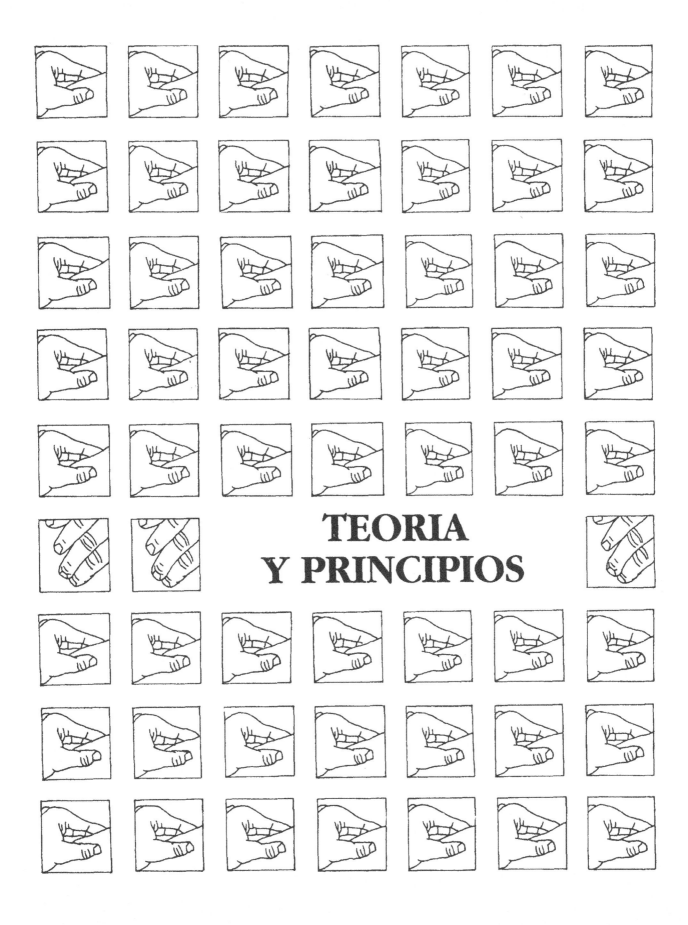

TEORIA Y PRINCIPIOS

LOS PIES, LAS MANOS Y EL CUERPO: Una relación especial

Para el cuerpo, los pies y las manos son especiales. Ningún otro órgano sensorio puede salir hacia fuera para tocar el mundo que nos rodea, para recorrerlo y manipularlo. Los pies y las manos sienten lo que hay bajo el pie y lo que hay en la mano.

Y la tarea no es pequeña. El niño pequeño lucha para mantenerse de pie e inicia una larga vida sobre dos piernas sosportando pesos, lo que comúnmente describimos con el término caminar. Aunque no sea el método más rápido de moverse, caminar sobre dos piernas proporciona una plataforma móvil desde la cual las manos pueden interactuar con el mundo.

Las exigencias del hecho de permanecer erguidos sobre dos pies exigen una comunicación especial entre los pies, las manos y el resto del cuerpo. El «lenguaje» que utiliza el cuerpo para conseguirlo es en realidad una combinación de estiramiento muscular, angulación de las articulaciones y presión profunda en las plantas de los pies. Esta forma de comunicación es silenciosa, pero resulta vital porque determina incluso nuestra supervivencia.

Los pies y las manos no sólo nos permiten reaccionar ante el peligro, sino que también consumen energía para satisfacer las exigencias ordinarias del día. La supervivencia y la energía necesaria para ésta vinculan las manos y los pies en una relación especial con el cuerpo. En caso de peligro, tanto las manos como los pies participan en la reacción general del cuerpo destinada a asegurar la supervivencia. Esta reacción se conoce familiarmente con el término de actitud de «lucha o huye» porque el cuerpo pone en marcha sus estructuras interiores para proporcionar el combustible necesario para cualquier eventualidad. Los pies y las manos deben estar dispuestos a cumplir su papel. Las manos pueden lanzarse a coger un arma, mientras los pies se preparan a sostener el cuerpo firmemente, o a escapar.

Así se forja ese vínculo inexplicable entre las manos, los pies y el cuerpo. Las manos y los pies proporcionan los movimientos necesarios, y los órganos interiores proporcionan el combustible. Para ese sistema se necesita una relación y comunicación especiales.

El sistema participa también en las actividades diarias más mundanas. Por ejemplo, al despertar el cuerpo no sólo valora las mediciones de los órganos internos, sino que también pide información sobre la posición corporal. Los pies están incluidos en este proceso de posicionamiento. Durante el resto del día se produce un diálogo silencioso entre los órganos internos y los órganos del movimiento. Cada movimiento que hacemos, ya sea el de caminar, sentarnos, estar de pie, saltar, correr o resbalar, requiere que la información se ponga al día y se produzca una comunicación continua. Cada movimiento hecho exige una asignación de las energías del cuerpo.

Por tanto, los pies y las manos forman parte de las actividades diarias que consumen energía. Esta demanda forma la base de vínculos muy potentes dentro del sistema de comunicación del cuerpo. Para asegurar la continuidad de un día a otro, el cuerpo aprende una pauta de funcionamiento de la comunicación. En la locomoción, la continuidad tiene una importancia suprema; cualquier interrupción de los sistemas de comunicación o de energía puede resultar catastrófica, produciendo, por ejemplo, una caída. Por tanto, las señales de locomoción producen un importante impacto sobre el sistema energético, el sistema sensorial y el nivel general de tensión del cuerpo. La tensión es un estado de disponibilidad que se produce en todo el cuerpo. Para que tenga éxito, un simple paso requiere mucha tensión.

Este alto grado de disponibilidad muscular no sólo consume mucha energía, sino que también debe acompañarse de la disponibilidad del entorno interior. La disponibilidad del cuerpo a responder a cualquier eventualidad existe como un nivel de tono o tensión a lo largo de todo el cuerpo. El tono describe la comunicación constante con todas las partes del cuerpo que proporcionan la capacidad de moverse y sobrevivir. Ello exige un conocimiento de la posición de todo músculo, articulación y tendón. La capacidad de sobrevivir exige una percepción de los entornos internos y externos. Las reservas de información sobre ambos entornos proporciona una oportunidad de interacción a las partes del cuerpo que no podemos alcanzar ni tocar. En cuanto que perceptores activos del entorno externo, los pies y las manos se comunican con el entorno interno.

Cualquier información sensoria que se haya recogido deberá evaluarse como una amenaza potencial. Por esa razón, cualquier señal sensoria podrá ser considerada como un estresante que exige la interacción con el tono corporal. Así, en cuanto que órganos sensorios, los pies y las manos contribuyen al tono corporal. La contribución se hace con el lenguaje proprioceptor del cuerpo. La recogida de informaciones sobre el movimiento se realiza a través de calibradores muy sofisticados, como, por ejemplo, la presión profunda en la planta de los pies, la angulación de las articulaciones y el estiramiento de músculos y tendones.

En resumen, como las manos y los pies son órganos sensorios de locomoción, tienen una relación especial con el cuerpo. Además, por esa relación especial, pueden servir como medio de interacción con el estado de tensión y consumo de energía en todo el cuerpo.

EL GERENTE DEL CUERPO: APROVECHARSE DE LA FORMA EN QUE FUNCIONA EL CUERPO

Todo individuo tiene la oportunidad de comunicarse con el cuerpo entero por medio de las manos y los pies. La relación especial existente entre los pies, las manos y el cuerpo puede utilizarse para estos propósitos:

- reducción del estrés,
- ahorro de energía,
- incrementar la conciencia corporal.

La posibilidad de interacción se convierte en una oportunidad de dirección cuando la experiencia sensoria se aplica sobre una base frecuente y coherente. **El gerente del cuerpo es aquel que deliberadamene interactúa con una parte de su cuerpo, en este caso las manos y los pies, para influir en la totalidad corporal.** Esa interacción permite gestionar los recursos corporales con mayor eficacia, y está en el corazón mismo del concepto de la «autoayuda».

Energía

La energía es un recurso corporal, una base para la economía del cuerpo. Existe siempre con un suministro limitado, pero es posible su regulación y conservación.

Para recorrer una determinada distancia se necesita una cierta cantidad de energía. Cada paso puede verse como una unidad de energía expandida. Los pequeños ahorros en cada paso pueden producir grandes ganancias. Cuando con este programa se proporciona a manos y pies una experiencia sensoria, ésta ayuda a descomponer las pautas del estrés y nos permite empezar a aumentar los ahorros posibilitando la aplicación de éstos como inversiones en las reservas totales de energía corporal. Las técnicas de ahorro energético en las actividades cotidianas pueden aplicarse a la formación de un programa de conservación práctica. Así, la energía expandida para el tono o comunicación general del cuerpo puede verse influida por la información sensoria aplicada.

Señales sensorias

Las señales sensorias proporcionan un vínculo de comunicación con el mundo exterior y la «recogida local» de información de los órganos sensorios que afectan a la economía corporal. La aplicación de un estímulo sensorio frecuente y coherente crea una variedad de señales que reestablecen el nivel de tensión del cuerpo. En cualquier situación de aprendizaje, cuanto más tiempo pase el cuerpo «practicando» un acontecimiento, más eficaz se volverá. La práctica de la variedad reduce la demanda sobre cualquier parte del cuerpo.

Locomoción

La locomoción es:

- gasto de energía,
- una señal sensoria,
- un participante en el sistema de disponibilidad del cuerpo.

Tono

En los términos de la economía corporal, el tono es un imporante consumidor de los recursos. La posibilidad de interacción y de aprovecharse de la manera en que funciona el cuerpo se da porque la locomoción exige organización. Las manos y los pies forman parte de la organización, de la economía del cuerpo. Son parte de los siguientes procesos del cuero:

(1) consumo de energía,

(2) nivel de tensión/tono, y

(3) conciencia corporal.

El tono presupuesta el gasto de energía teniendo en cuenta los gastos pasados, las demandas presentes y las ocupaciones futuras. Es el proceso activo de toma de decisiones que implica estos gastos lo que se necesita para mantener la disponibilidad. Por ejemplo, el sueño exige un estado de disponibilidad diferente a la vigilia.

El tono es un proceso de cambio continuo influido por las señales sensorias, particularmente las de la locomoción.

El gerente del cuerpo utiliza la interacción con las manos y pies sobre una base frecuente y coherente para:

- ahorrar energía,
- reducción del estrés,
- aumentar la conciencia corporal.

Teoría y principios

PRINCIPIOS DE LA GESTION CORPORAL

1. Es posible afectar al cuerpo por medio de las señales sensorias.
2. Los pies y las manos son órganos sensorios que recogen información.
3. La información primordial recogida trata de la locomoción (caminar, correr, estar de pie).
4. La locomoción forma parte del mecanismo de supervivencia que asegura la capacidad de luchar o huir.
5. La información sobre locomoción y función de los órganos interiores se acumula para asegurar la supervivencia y para fijar un estado de tensión en todo el cuerpo sobre una base diaria. La locomoción como actividad tiene una importante influencia sobre los niveles de tensión en todo el cuerpo.
6. La locomoción gasta energía.
7. El consumo de energía para la locomoción puede contribuir al «desgaste» del cuerpo.
8. En cuanto que actividad aprendida, los elementos de la locomoción pueden practicarse para convertirla en una actividad más eficaz que reduzca el consumo de energía.
9. Los elementos de la locomoción se comunican mediante la presión, el estiramiento y los movimientos de articulaciones, tendones y músculos.
10. Es posible afectar al cuerpo imitando las señales sensorias de la locomoción. Los pies tienen una importancia particular en el sistema sensorio/locomotor. La aplicación frecuente de señales sensorias variadas a manos y pies produce un efecto acumulativo, cuyo resultado evidente es la descomposición de las pautas del estrés, la nueva fijación de los niveles de consumo energético en todo el cuerpo y el logro de una mayor conciencia corporal.

EL APRENDIZAJE DEL LENGUAJE CORPORAL

El papel del gerente del cuerpo es imitar algunas de las señales sensorias claves del cuerpo con el fin de comunicar con él. Nuestras herramientas para esa dirección son la reflexología, la replicación de la zancada® y la propriocisación®. (La propriocisación® será plenamente discutida en otro libro). Estos tres campos de interés representan una aplicación organizada de las señales sensorias claves en manos y pies.

Las señales sensorias claves son las de la locomoción. Para proporcionar una información sensoria locomotora se imitan la sensaciones proprioceptoras. La propriocepción es el mecanismo de autopercepción corporal, la imagen que tiene de sí mismo en movimiento. La reflexología, la replicación de la zancada® y la propriocisación® simplemente son una práctica de la propriocepción.

La propriocepción: el lenguaje del movimiento

La práctica corporal de la propriocepción empieza en realidad en la niñez y continúa durante toda la vida (ver texto del recuadro pág. 25). El estrés que el hecho de caminar coloca sobre el cuerpo y sus señales sensorias de propriocepción establecen una pauta de tensión en el cuerpo entero. La exposición repetida a los estresantes sobre una base continuada produce «desgaste». Las demandas repetidas del hecho de caminar a lo largo de toda la vida pueden contribuir al proceso de desgaste gradual que se conoce con el nombre de envejecimiento.

Sin embargo, deshaciendo la pauta de tensión, puede interrumpirse el ciclo, proporcionando unas «vacaciones» a la rutina habitual. Un programa que imite la propriocepción interrumpe la pauta habitual de tensión haciendo al cuerpo demandas nuevas y diferentes. Un «ejercicio» de propriocepción produce resultados apropiados a la forma en que funciona el cuerpo. De la interrupción repetida de la tensión se deriva una mejora de la adaptabilidad y la flexibilidad, y un cambio en la energía. Al fin y al cabo, el ejercicio repetitivo mejora la circulación y el tono muscular. ¿Por qué, entonces, no va a responder el cuerpo al ejercicio deliberado de la propriocepción mejorando de manera similar su función general?

El ejercicio de la propriocepción consiste en la práctica de sus elementos. Los informes de los músculos, tendones y articulaciones se trasmiten en el lenguaje corporal de presión y movimiento. De esa manera se proporciona al individuo la oportunidad de interactuar con el cuerpo utilizando el lenguaje de éste.

PERCEPCIONES CORPORALES

«Las sensaciones proprioceptoras son aquellas que advierten al cerebro sobre el estado físico del cuerpo, incluyendo sensaciones como (1) tensión de los músculos, (2) tensión de los tendones, (3) angulación de las articulaciones y (4) presión profunda de la planta de los pies.» Guyton, Arthur C., **Function of the Human Body**, W. B. Saunders Co., 1969, p. 272.

«Cualquiera que haya visto crecer a un niño puede apreciar la complejidad del aprendizaje de la posición corporal, especialmente en las posiciones de sentado, de pie y al caminar. La ondulación de las manos y los pies en el recién nacido muestra el inicio de una conciencia de la posición. Lo intrincado de sentarse erguido es tal que el bebé necesita dos meses para dominarlo. Para ponerse de pie suele necesitar seis meses de experimentación, andar le lleva nueve meses, y el control de intestinos y vejiga dos años. Pero, incluso a la edad de dos años, la mayoría de los niños no han perfeccionado todas estas tareas. A lo largo de toda la niñez puede verse toda la experimentación con posibilidades de movimiento y posición. El montar en triciclo y en bicicleta son aventuras en el campo del equilibrioi. Los balanceos en el campo de juego, el saltar a la cuerda y otras formas de lo que se considera "juego" son en realidad un proceso educativo para el cuerpo. El adolescente atrasado es un testimonio vivo del hecho de que este proceso educativo dura al menos hasta los 16 o 18 años.» **Reflexions**, mayo/junio, 1981, vol. 2, nº. 3.

«La educación posicional del cuerpo es un proceso de experimentación durante toda la niñez que llega incluso a la edad de los 18-20 años. Un ejemplo del proceso de aprendizaje del cuerpo es la práctica de los tiros libres en el baloncesto. En el primer intento se puede quedar lejos de la cesta, pero el cuerpo va haciendo ajustes musculares graduales para conseguir el objetivo de introducir la pelota por el aro. Es posible juzgar conscientemente que la pelota «se dirigía al objetivo pero se quedó corta» o «fue lo suficientemente larga pero se desvió hacia un lado». Pero los medio reales por medio de los cuales el cuerpo dirige un músculos u otro para corregir los tiros desviados o cortos son inconscientes y son determinados totalmente por el mecanismo automático de posicionamiento del cuerpo. Ese mecanismo el que se educa durante la niñez.»
¿Qué sucede con este mecanismo de posicionamiento en la vida adulta? El aprendizaje continúa. La retroalimentación proprioceptora se da constantemente, y respondemos siempre a ella. Sin embargo, como todos sabemos, la respuesta y actuación del cuerpo no es la misma en la vida adulta. Ese tiro libre no se consigue con la misma facilidad a la edad de 40 o 50 años que a la de 20 o 30. Quizá esa pequeña rigidez del cuello no permite la facilidad de movimiento del brazo. O quizá la rodilla no proporciona la flexibilidad debida. ¿Qué es lo que ha sucedido?
«La educación continuada del posicionamiento corporal en los adultos contiene elementos que no estaban presentes en la niñez. Además del proceso de envejecimiento natural del cuerpo, esos elementos incluyen las experiencias corporales: la torcedura de tobillos, la rigidez en el cuello por dormir en postura errónea, el dolor de estómago. Todas esas experiencias hacen que el cuerpo se comporte de modo diferente. Las tareas de caminar estar de pie y tirar a la cesta quedan todas modificadas por las experiencias corporales. La torcedura de tobillo hace que el cuerpo cambie su método de caminar, para minimizar el dolor que se siente. Esos cambios, a veces, son perceptibles, y otras veces no. El estiramiento de tan sólo unas fibras musculares requiere, sin embargo, un cambio correspondiente en otras fibras. El efecto se va reproduciendo, como si fuera un eco, en todo el cuerpo. El efecto acumulativo de las experiencias corporales sobre el mecanismo de posicionamiento hace que el tiro libre sea un hecho diferente para el cuerpo de 20 años y para el de 40.» **Reflexions**, julio/agosto, 1981, vol. 2, nº. 4.

«*Las sensaciones que surgen de los músculos, articulaciones y tendones se agrupan convenientemente bajo un encabezamiento no por su origen anatómico, sino porque colaboran para proporcionar al cerebro una forma de información definida. Sherrington dio a esto el nombre de «sensación proprioceptora». Dice a la persona lo que está haciendo y lo que está sucediendo como resultado de lo que hace: si los movimientos se producen de acuerdo con el plan, o si se encuentran con alguna obstrucción. Dicho de otro modo, controla y remodela los movimientos musculares entre un momento y el momento siguiente.*

«Sin esa información, no sabríamos cómo tenemos colocados los miembros del cuerpo, y sería imposible encontrarnos la nariz en la oscuridad. El sistema proprioceptor suministra al cerebro un mapa coordinado de todos los recursos musculares disponibles y de su actual estado de disponibilidad.» De **The Body in Question**, de Jonathan Miller. Copyright© 1987 de Jonathan Miller. Reproducido con permiso de Random House, Inc.

«... los experimentos han demostrado que la exposición a ... factores estresantes puede resistirse mucho tiempo. Tras la reacción inicial de alarma, el cuerpo se adapta y empieza a resistir, y la duración del período de resistencia dependerá de la adaptabilidad innata del cuerpo y de la intensidad del factor estresante. Pero, finalmente, acaba por producirse el agotamiento.»

«Todavía no sabemos con precisión lo que se ha perdido, pero sí sabemos que no es simple energía calórica, pues la ingesta alimenticia es normal durante la fase de resistencia. Por tanto, podríamos pensar que una vez que se ha producido la adaptación, y se dispone de amplias energías, la resistencia se produciría indefinidamente. Pero al igual que una máquina inanimada se desgasta gradualmente, incluso aunque tenga suficiente combustible, también la máquina humana, antes o después, es víctima del desgaste constante. Estas tres fases son análogas a las tres épocas de la vida del hombre: infancia (con su característica baja resistencia y las respuestas excesivas a cualquier tipo de estímulo), vida adulta (durante la que se ha producido la adaptación a los agentes que se encuentra con mayor frecuencia y ha aumentado la resistencia), y finalmente la senilidad (caracterizada por una pérdida irreversible de la adaptabilidad y el agotamiento final), que termina con la muerte.» **Stress Without Distress**, de Hans Selye, D.M. (J. B. Lippincott Co.) Copyright© 1974 por Hans Selye, D.M., reproducido con permiso de Harper & Row, Publishers, Inc.

Posibilidades de interacción, trabajar con la propriocepción

Las posibilidades de interacción dentro de las relaciones del cuerpo están en la imitación de las señales sensorias. Las señales de presión y movimiento son los medios por los cuales podemos influir en las relaciones.

Para practicar las señales sensorias de la propriocepción en las manos y los pies de una manera organizada, se aplican las técnicas de la reflexología sobre la base de determinadas relaciones locomotoras.

La replicación de zancada® es la práctica de una variedad de señales sensorias aplicadas sobre la base de las responsabilidades locomotoras de los pies: el soporte de peso y el movimiento direccional.

La reflexología de autoayuda es la aplicación de presión en las manos y los pies. La presión puede aplicarse para crear bien un efecto estimulante o uno amortiguador. La presión alterna es interpretada por los sensores del cuerpo como una situación que exige información adicional. El cuerpo trata de «sentir» una amenaza potencial. La estimulación surge de la necesidad de combustible adicional, en forma de glucosa y oxígeno, exigido por la evaluación continua de los estímulos sensorios ininterrumpidos.

La presión directa es interpretada por los sentidos como una necesidad disminuida de información. La presión constante no plantea amenaza alguna. El cuerpo evalúa la presión directa como una demanda que es fija y, por tanto, no requiere más atención. El dolor es una sensación en la que dicha atención es deseable.

Nuestro punto de vista es que la definición tradicional de la reflexología es en realidad una afirmación de efectos observados. Cuando las técnicas reflexológicas se consideran como la aplicación de señales sensorias locomotoras, esas deben ser explicadas adecuadamente. La locomoción y el estado corporal de disponibilidad y tono están inextricablemente vinculados.

«La reflexología de los pies es el estudio y el trabajo de los reflejos de los pies que se corresponden con otras partes del cuerpo. Con técnicas específicas manuales y digitales, la reflexología produce respuestas (de relajación) en las partes correspondientes del cuerpo. La relajación es el primer paso para la normalización, el retorno del cuerpo a un estado de equilibrio u homeostasis en el que la circulación puede fluir sin obstrucción alguna suministrando a las células oxígeno y elementos nutritivos. Con la recuperación de la homeostasis, los órganos corporales, que son en realidad agregaciones de células, pueden retornar a un funcionamiento o estado normal.»

Kunz & Kunz, **The Complete Guide to Foot Reflexology**,
Prentice-Hall Inc., 1982, p. 2.

La utilización de las relaciones del cuerpo

La aplicación de información sensoria se basa en determinadas relaciones locomotoras. En la reflexología tradicional se han observado y anotado dichas relaciones. Nosotros afirmamos que son un reflejo del proceso locomotor. Las demandas de la locomoción son tales que esas relaciones forman fuertes vínculos.

Las relaciones del cuerpo

Las relaciones locomotoras son la zonal, la reiterativa y la de remitencia. Los fuertes vínculos se forman por las demandas de la gravedad, la posición erguida y la organización finamente sintonizada de todas las partes del cuerpo necesarias para el simple hecho de caminar.

En la reflexología, las relaciones reiterativas constituyen el punto central de las técnicas. Las relaciones zonales y de remitencia proporcionan un énfasis añadido a las reiterativas. Y cuando no es posible trabajar con la mano o el pie, las relaciones zonales y de remitencia sirven de alternativa.

La aplicación de información sensoria sobre la base de las sensaciones y relaciones locomotoras proporciona una variedad de demandas al cuerpo. Así, el cuerpo tiene la oportunidad de verse a sí mismo desde una perspectiva distinta. La variedad de estresantes en forma de señales sensorias alivia el desgaste producidos por los constantes estresores. El cuerpo tiene más información para tomar decisiones, ajustarse al cambio y actuar de una manera más integrada.

La descripción de la adaptación percibe la naturaleza cambiante del tono, o el estado de operación normal, en relación con las señales sensorias. Un programa coherente de señales sensorias produce un cambio en la naturaleza del tono. El cuerpo refleja aquello que se practica. La variedad de señales estresantes o sensorias disminuye el desgaste en cualquier parte.

Teoría y principios

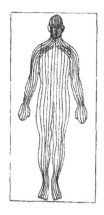

Relaciones zonales: Directrices que relacionan una parte del cuerpo con otra.

Las relaciones zonales perciben diez segmentos longitudinales iguales que recorren la longitud del cuerpo y que ajustan convenientemente con el número de dedos de manos y pies. La premisa básica es que cualquier parte de un segmento afecta al segmento entero. Por extensión, la aplicación de la experiencia sensoria a cualquier parte del segmento afecta al segmento entero.

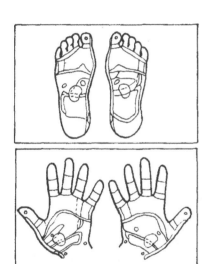

Relaciones reiterativas: Reflejan la totalidad del cuerpo en una de sus partes.

La reiteración es una relación en la que todo el cuerpo se refleja en una de sus partes. En la reflexología, el cuerpo entero se reitera en las manos y los pies.

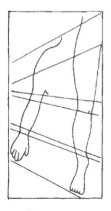

Relaciones de remitencia: Relaciona los miembros utilizando zonas.

Las relaciones de remitencia ofrecen una manera adicional de relacionar las partes del cuerpo, en este caso, específicamente, sus miembros. La relación se basa en zonas. Siguiendo la premisa básica, un segmento de una zona afecta a cualquier otro de esa zona, y se ve afectado por él. Así, un segmento de la zona «uno» del brazo se relaciona con un segmento de la zona «uno» de la pierna.

Una visión locomotora de las relaciones

Las relaciones zonales son un reconocimiento de que todas las partes del cuerpo deben moverse en relación con la gravedad. Las zonas son un mapa de las partes del cuerpo en *relación con la gravedad* mientras éste está erguido.

La reiteración distribuye las partes del cuerpo en relación con el movimiento. Es un sistema de referencia de la información necesario para el movimiento.

«La reiteración es el plan organizativo sistemático del cuerpo que establece y mantiene una comunicación en el cuerpo entero y asegura así la supervivencia en un tono hostil.»

Reflexions, noviembre/diciembre, 1982, vol. 3, n.º 6, p. 5.

«En el hombre, los segmentos nerviosos que forman cuello y brazos son también aquellos en los que aparece el corazón. En consecuencia, los nervios que traen sensaciones del corazón están en el mismo segmento que los que traen sensaciones del cuello y el brazo. Esta relación se conserva a pesar del hecho de que, en el curso del corazón fetal, el corazón migra a una posición muy alejada de su sede original... Pero el corazón mantiene su antigua representación, a pesar de su posición en el cuerpo: el cuello, brazo y parte superior del pecho siguen sintiendo el mismo dolor. La misma forma de representación se aplica a todas aquellas partes que podríamos llamar "tripas".»

JONATHAN MILLER, *The Body in Question*, Random House, 1978, pp. 23-26.

Los brazos y las piernas deben actuar concertadamente para que caminar sea una actividad más eficaz. Las relaciones de remitencia enlazan los brazos y las piernas utilizando zonas.

ELEGIR UN PROGRAMA DE BIENESTAR: PONGA EL TIEMPO DE SU LADO

El gerente del cuerpo utiliza deliberadamente señales sensorias para interactuar con su propio cuerpo. La coherencia y la aplicación frecuente son necesarias por la forma en que trabaja el cuerpo. Básicamente, éste aprende aquello que practica. La interrupción de la tensión sobre una base frecuente actúa enseñando al cuerpo la posibilidad de un diferente nivel de tensión operativa.

Además, con la frecuencia de la aplicación, las señales sensorias crean un efecto autogratificante. La variedad proporciona al sistema un cambio de ritmo y descanso. El contraste entre lo que los pies y las manos sienten antes y después de haber trabajado con ellos nos motiva a proseguir el trabajo.

Finalmente, la aplicación de señales sensorias se convertirá en una segunda naturaleza. La idea es ajustar convenientemente las técnicas en el plan diario. Los factores a considerar son el tiempo disponible, así como encontrar una técnica adecuada para el momento y el lugar.

Hay varias maneras de conseguir tiempo. Puede hacer otras cosas mientras trabaja con su cuerpo. Posiblemente tiene mucho tiempo libre, como cuando va en un coche como pasajero, mientras ve la televisión, mientras visita a unos amigos o habla por teléfono. Tener un rodillo de pies en la mesa del comedor le permite utilizarlo mientras toma café o charla después de las comidas. Evalúc su plan diario y descubra qué momentos del día puede reservar.

Establezca momentos específicos del día para las actividades específicas. El rodillo de pies puede practicarlo en la mesa del desayuno, el trabajo de manos mientras va a su empleo. Conviértalo en una costumbre y descubrirá que acaba haciéndolo casi inconscientemente. Para más información, véase «Planificación de tiempo para mantener la coherencia».

PLANIFICACION DE TIEMPO

Las técnicas de señales sensorias pueden aplicarse en sólo unos segundos, o durante un período de tiempo. Para ajustar la aplicación de las técnicas a su plan diario, utilice esta tabla considerando los momentos convenientes. Vincule su programa con algo que hace regularmente, como ver las noticias de la noche por la televisión.

Tiempo disponible	Buscar el tiempo	Lugares en los que tiene tiempo
Muy limitado.	En un semáforo. En un atasco.	Coche.
Unos minutos	Ir al trabajo (pasajero) Ir al trabajo Espera. Pausa para el café.	Coche. Autobús, tren, avión. Para una cita.
Más tiempo.	Encuentros.	Reunión. Acontecimiento deportivo. Teatro.
Más tiempo.	Mientras resuelve «papeleos» Leyendo el periódico.	En la oficina. En la mesa del comedor.
Tiempo ampliado.	Mientras ve la TV. En el «Metro». Visitando a unos amigos.	En un sillón cómodo.

ENCONTRAR UNA TECNICA PARA CADA MOMENTO Y LUGAR

No todas las técnicas son apropiadas para aplicarse en todo momento. Por ejemplo, puede que no sea apropiado quitarse los zapatos para trabajar los pies.

Rasgos de las técnicas	Mano	Pie
Cualquier momento/lugar. Fácil de aprender/ fácil de hacer.	Técnicas de agarre.	Rotar sobre un punto.
Fácil de aprender/. fácil de hacer.	Técnicas de pelota. de golf.	Técnicas de rodilla de pies.
No en todo lugar.		Técnicas de pelota de golf.
Aprendizaje moderado. No en todo lugar.	Caminar sobre dedos.	Caminar sobre dedos.
Fácil de aprender/ fácil de hacer. No en todo lugar.	Movimiento direccional.	Replicación de zancada®

INICIE SU PROGRAMA

EL COMIENZO

1. Elija un punto de partida y un área de interés. Para información sobre las pautas relativas al área de interés, vea «Intereses especiales» y/o «Partes del cuerpo». Comience con un número limita do de técnicas específicas que se ajusten convenientemente al plan diario. La sobrecarga o el programa inconveniente dificultarán el seguimiento del trabajo.

2. Seleccione técnicas apropiadas. Vea «Encontrar una técnica para el tiempo y el lugar». Vea «Técnicas». El capítulo incluye técnicas fáciles de aprender y de rápida aplicación, así como otras técnicas que pueden elaborarse.

3. Realice un plan aproximado que incluya cuándo va a aplicar las técnicas. Vea «Planificación del tiempo para mantener la coherencia». Para planificar, piense en cómo son sus días. Si su tiempo es limitado, tenga en cuenta ese factor. Si dispone de más tiempo, su plan también debe reflejar eso como un factor.

4. Empiece. Trabaje diariamente su área de interés de acuerdo con el tiempo disponible. Piense que debe trabajar una mano completa y/o un pie una o dos veces por semana. Al final de la semana, revise el programa. Para entonces, algunas técnicas quizá no ajusten de manera natural con su día de trabajo. Evalúe nuevamente el tiempo disponible y las técnicas apropiadas.

Si se pierde un día de vez en cuando, vuelva a su programa al siguiente día. Pero si descubre que los días perdidos son varios, o si no parece seguir completamente el programa todos los días, revise su programa y objetivos. ¿Ha elegido un programa demasiado ambicioso, con demasiadas áreas que trabajar sin tener tiempo suficiente durante el día? ¿Simplemente se siente decepcionado por su falta de progreso? A modo de estímulo, concédase una pausa en el programa y el tiempo necesario para evaluar nuevamente los objetivos y el tiempo disponible. Durante la nueva evaluación semanal elija un área de trabajo. Los resultados que obtenga en ese área le darán el incentivo necesario para continuar.

EL DESARROLLO DE UNA PAUTA COHERENTE

Las técnicas de señales sensorias son gratificantes. El efecto acumulativo de su aplicación exige una nueva exploración. Ello podría significar la adición de una técnica para trabajar un área determinada o el descubrimiento de una nueva área de interés.

Para explorar más un área de interés, considere las otras técnicas que le son relevantes. Por ejemplo, a un programa de técnicas de agarre añádale, para dar variedad, la técnica de caminar sobre los dedos.

Los logros en el trabajo de un área llevan a la selección de otra nueva. Vea «Intereses especiales» y «Partes corporales». Pero puede seguir trabajando el área original. Para emplear menos tiempo en ella, elija una técnica rápida y sencilla.

PREGUNTAS Y RESPUESTAS

P. **¿Cuánto tiempo debo trabajar mis manos y pies?**
R. Es una cuestión de decisión individual. Lo importante es mantener la coherencia. Por ejemplo, es preferible trabajar cinco minutos todos los días a hacerlo ocasionalmente durante veinte minutos.

P. **¿Con cuánta frecuencia debo trabajar las manos y los pies?**
R. Observe los efectos de las aplicaciones de la técnica y calibre luego su trabajo de acuerdo con ello.

P. **¿Cuánto tardaré en obtener resultados? ¿Qué tipo de resultados puedo esperar?**
R. El tiempo necesario para conseguir resultados es algo individual. Pero una cosa que debe pensar es que los efectos comienzan tras la aplicación de las señales sensorias. Los resultados son la acumulación de los efectos de esa aplicación. Cuanto más tiempo emplee en la aplicación de las técnicas, serán posibles más resultados.

P. **¿Qué es mejor, el trabajo de los pies o el de las manos?**
R. Ambos tienen cualidades únicas. Las manos tienen la ventaja de su accesibilidad. El impacto de las señales sensorias sobre los pies quizá sea más grande, pues los pies son los más olvidados de los dos órganos sensorios.

P. **¿Qué puede decirme la reflexología acerca de mi salud?**
R. La reflexología es una valoración de los términos corporales. Y estos términos no son los mismos que los que ha desarrollado la ciencia médica para la diagnosis. La reflexología proporciona una valoración del mecanismo autoperceptor del cuerpo.

P. **¿Qué es mejor, la reflexología que yo mismo hago o la que puede hacerme un profesional?**
R. El trabajo de un profesional tiene sus beneficios. La perspectiva de las señales sensorias del cuerpo aplicadas por un profesional es diferente a las de la autoaplicación. Un reflexólogo profesional de talento proporciona una relajación que uno no puede conseguir consigo mismo. Los servicios de un profesional son otra inversión en un programa de bienestar.
    Por otra parte, tenga o no acceso a un profesional, las señales sensorias siguen siéndolo con independencia de quién las aplique. Y la autoaplicación es siempre un enfoque válido.

P. **Me parece que no tengo la energía suficiente para empezar a trabajar mis manos y pies. ¿Qué debo hacer?**
R. Inicie un ciclo de relajación. Examine las técnicas de este libro y encuentre una con la que pueda empezar. Use esa técnica para fortalecer la coherencia. Producirá efectos acumulativos que son necesarios para desarrollar un programa más ambicioso. No se fuerce nunca a seguir un programa rígido. Encuentre la energía necesaria mediante las técnicas que le atraigan.

P. **No estoy obteniendo resultados. ¿Qué debo hacer?**
R. Pruebe un cambio de programa.
Pruebe una técnica diferente.
Trabaje más tiempo.

P. **Al llegar a cierto punto me he detenido y no avanzo. ¿Qué debo hacer?**
R. La integración en el cuerpo de la información nueva exige tiempo. Hay dos enfoques. Uno de ellos consiste en añadir técnicas relacionadas con intereses especiales. El otro en mantener un programa de esfuerzo moderado. Es un asunto de preferencia personal.

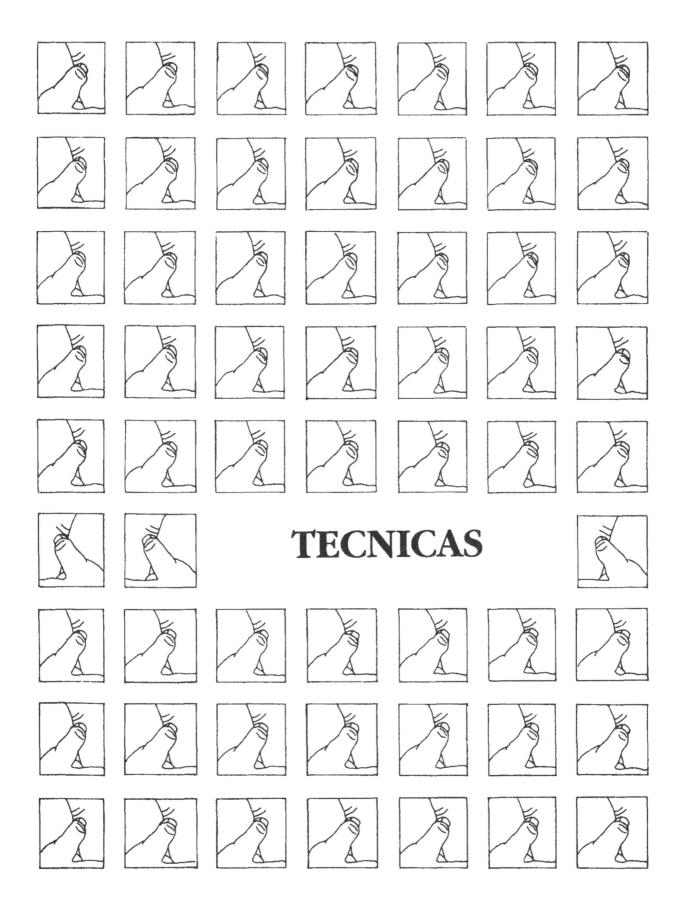

TECNICAS

INTRODUCCION

Las técnicas detalladas en este capítulo están pensadas para organizar y refinar la aplicación de la presión y el movimiento sobre las manos y los pies. El sistema utiliza las habilidades naturales del cuerpo para trabajar diversas partes de la mano o el pie con el fin de reducir puntos de tensión mediante la utilización de la presión y el movimiento.

La reflexología es la práctica de la experiencia sensoria, primordialmente de la presión, aplicada con precisión a partes específicas de las manos y los pies. La replicación de la zancada® es la práctica de las señales sensorias claves necesarias para caminar. Las demandas complejas que se hacen al cuerpo con esta experiencia forman una especie de diálogo con el cuerpo utilizando el propio lenguaje de movimiento y presión de éste.

En la *reflexología*, un dedo ejerce presión sobre un área-objetivo. La técnica específica se basa en:

- el punto de contacto deseado para la reducción de tensión local,
- el tipo de presión ejercido para el efecto deseado,
- la superficie del pie o mano que hay que trabajar.

Efecto deseado	Presión	Técnica
Amortiguación (analgesia, bloqueo)	Directa	El agarre de un sólo dedo de múltiples dedos El pellizco El agarre directo
Estímulo (educación)	Alterna	El agarre de un sólo dedo de muchos dedos el pellizco el agarre directo Girar sobre un punto pulgar dedo Caminar sobre pulgares pulgar dedo dedos múltiples

En la *replicación de la zancada*®, se practica específicamente el movimiento de la mano y el pie. La técnica específica se basa en:

- el tipo de movimiento imitado para el efecto deseado,
- la parte de la mano o pie que hay que trabajar para la reducción de tensión local.

Efecto deseado	Movimiento	Técnica
Práctica del movimiento	Locomotor	
	(1) Movimiento direccional del pie	Señal sensoria variada
		Variación en el peso soportado
	(2) Responsabilidades de soportar el peso	Movimiento direccional del pie
Relajación		

Una nota sobre los diestros

Practique con ambas manos. (NO se convierta en un reflexólogo de una sola mano.) Puede ser un atraso (al principio) para una persona diestra utilizar la mano izquierda como mano de trabajo, y viceversa. Tenga en cuenta que tanto la mano de trabajo como la mano o el pie trabajados están recibiendo beneficios.

REFLEXOLOGIA
Tres técnicas básicas

EL AGARRE: UNA TECNICA FUNDAMENTAL

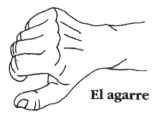
El agarre

La base de las técnicas reflexológicas es un agarre. En su forma más simple, es lo que hace un bebé para sujetar un dedo que le ofrecen.

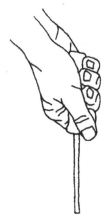
El agarre fuerte

En la vida cotidiana utilizamos el agarre para dar vueltas a un destornillador. Es un *agarre fuerte* que utilizamos cuando necesitamos potencia. El pulgar refuerza los esfuerzos de los otros dedos.

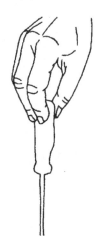
El agarre de precisión

El *agarre de precisión* se utiliza cuando se necesita un contacto sutil. El pulgar trabaja en posición opuesta a los dedos para aumentar la precisión y delicadeza del tacto.

En esta sección el agarre (las variaciones del *agarre fuerte* y el *agarre de precisión*) se utiliza más eficazmente para aplicar la experiencia sensoria a partes específicas de las manos y los pies.

LA TECNICA DEL AGARRE

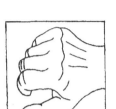

Las técnicas del *agarre* son una extensión de la capacidad natural de asir; con ellas se puede variar el agarre fuerte ejerciendo presión en un área o áreas. La cantidad de presión ejercida está determinada por el agarre de la mano de trabajo, que crea un apalancamiento y así fortalece los dedos de trabajo.

Las marcas de las uñas de los dedos pueden ser un problema en la totalidad de las técnicas de agarre. Sea consciente de las marcas que deja. Si le preocupan, o tiene las uñas largas, utilice la parte plana de los dedos o el pulgar para ejercer la presión, o considere utilizar el extremo de la goma de borrar de un lápiz.

La punta del dedo o el pulgar es el punto de contacto para la presión.

En las técnicas de agarre de un *solo dedo/dedos múltiples*, el pulgar y la palma de la mano refuerzan los esfuerzos de los dedos, actuando como abrazadera cuando la punta del dedo es el punto de contacto de la presión.

En el *agarre de pellizco*, las partes planas del pulgar y los dedos sirven como punto de contacto y abrazadera.

En el *agarre directo*, la parte plana del pulgar es el punto de contacto y los dedos sirven como abrazadera.

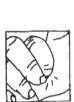 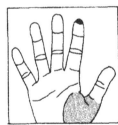 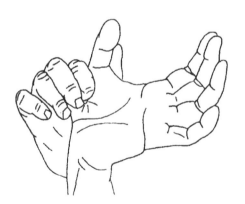 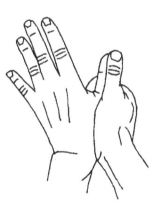

Agarre de un solo dedo

La técnica de agarre de un *solo dedo* se utiliza para áreas pequeñas de la mano o el pie. Para practicar la técnica, coger la mano tal como se ve en la ilustración. La palma de la mano de trabajo descansa en la dorso de la mano trabajada. La punta del dedo se coloca en el área que hay que trabajar. La palma actúa con un efecto de punto de fijación y la punta del dedo contacta para ejercer la presión.

(continúa)

LA TÉCNICA DEL AGARRE *(continuación)*

Para crear una presión alterna:

- ejercer la presión repetidamente con la punta del dedo,
- mover la mano que está siendo trabajada,
- mover toda la mano de trabajo o
- cualquier combinación de dos de los elementos incluidos en la lista.

Para crear presión directa:

- ejercer presión con la punta del dedo de 15 a 30 segundos.

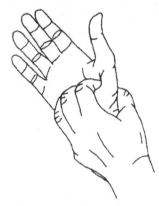

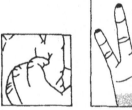
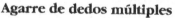
Agarre de dedos múltiples

La técnica del *agarre de dedos múltiples* se utiliza para cubrir áreas más amplias de la mano o el pie. Para practicar esta técnica, coja la mano tal como se ve en la ilustración. Contacte con la punta de los cuatro dedos. La palma actúa como zona de apoyo. Para crear una presión alterna o directa, vea los pasos de la técnica del agarre de un sólo dedo.

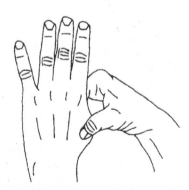

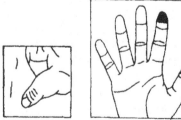
Agarre de pellizco

La oposición del pulgar y el dedo se utiliza para ejercer presión en la zona palmeada de la mano o el pie. La parte plana del pulgar y dedo sirve como punto de contacto y punto de apoyo.

Para practicar la técnica en la mano, las partes planas de pulgar y dedo se colocan en el dorso y palma de la mano. El dedo sirve como apoyo mientras el pulgar ejerce la mayor parte de la presión. Tenga cuidado con las uñas de los dedos.

Para crear presión directa: Pellizcar la carne del palmeado entre el pulgar y el dedo. Ejercer la presión deseada entre 15 y 30 segundos.

Para crear presión alterna: Pellizcar la carne del palmeado de la mano entre el pulgar y el dedo. Doblar y desdoblar la primera articulación del pulgar para crear una presión alterna. Colocar el pulgar y el dedo en el palmeado de la mano. Para crear una presión alterna, utilizar la técnica de *andar con los pulgares*.

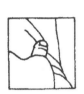 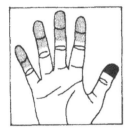

Agarre directo

La presión directa o alterna se crea con la parte plana del pulgar de la mano de trabajo y el movimiento del pie gracias a la mano de sujeción. Para practicar la técnica de *agarre directo*, coloque la parte plana del pulgar sobre la parte posterior del pie. La mano de sujeción agarra el pie dejando descansar la palma de la mano en la parte superior del pie, y los dedos envuelven el borde interior del pie. El movimiento se crea empujando con el talón de la mano en la parte superior del pie. La mano de trabajo está en posición para la técnica de *caminar con el pulgar*, pero el pulgar permanece en posición estacionaria. En esta posición, la presión se ejerce con la parte plana del pulgar y la cantidad de presión variará con el movimiento del talón de la mano.

Para crear presión directa: Colocar las manos en el pie. Empujar con el talón de la mano para mover el pie. La parte plana del pulgar ejerce la presión. Ejercer la presión deseada durante el tiempo deseado.

Para crear presión alterna: Mantener el pulgar en posición estacionaria. Utilizar el talón de la mano para mover el pie arriba y abajo, creando así una presión alterna.

TÉCNICA DE ROTAR SOBRE UN PUNTO

La técnica de *rotar sobre un punto* es el ejemplo último de cómo obtener los resultados máximos con un esfuerzo mínimo. Es una técnica que sirve para múltiples fines y puede utilizarse para aumentar la flexibilidad del pie. El apalancamiento combinado con una presión digital ejercida por el pulgar o dedos resulta decisivo para la eficacia de esta técnica. Dicho de una manera simple, la técnica consiste en ejercer presión digital sobre un área y rotar el tobillo, de ahí el término «rotar sobre un punto».

El dedo es más eficaz para ejercer presión reducida sobre las áreas del empeine y parte exterior del pie. En ese caso, el pulgar hace de palanca. El pulgar es más eficaz para ejercer presión reducida sobre los lados del pie mientras los dedos sirven para el necesario apalancamiento.

La técnica de *rotar sobre un punto* ejerce la presión utilizando el agarre de la mano y la parte plana del pulgar o dedos, en el agarre fuerte. Un giro del pie o la mano trabajados crea la presión alterna.

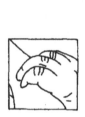 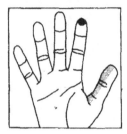 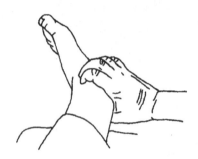

Rotación de dedos sobre un punto

Para practicar la técnica de la *rotación de dedos* sobre un punto, sujetar el pie tal como se ve en la ilustración. El agarre de la mano refuerza el dedo. La parte plana del dedo sirve como punto de cotacto. Colocar la parte plana del dedo sobre el área que hay que trabajar. Rotar el pie en la dirección de las agujas del reloj y luego en la dirección contraria. Volver a colocar el dedo de la mano de trabajo y repetir.

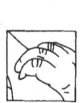 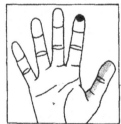 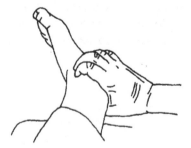

Rotar sobre un punto con el pulgar

Para practicar esta técnica, sujetar el pie. El agarre de la mano refuerza el pulgar. La parte plana del pulgar sirve como punto de contacto. Colocar la parte plana del pulgar sobre el área que hay que trabajar. Observe que el posicionamiento del pulgar requiere que el talón de la mano de trabajo se levante desde la superficie del tobillo. La mano se arquea entre los dedos y la parte plana del pulgar, abriendo un espacio entre el pie y la mano. La oposición del pulgar y los dedos crea el apalancamiento necesario para la presión ejercida por el pulgar. El tirón de los dedos varía la presión ejercida.

Aplicar la presión con la parte plana del pulgar. Rotar el pie en la dirección de las agujas del reloj y luego en la dirección contraria, trazando círculos en el aire con el dedo gordo.

TÉCNICA DE CAMINAR CON PULGAR Y DEDOS

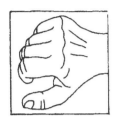

El objetivo de estas técnicas es el de ejercer una *presión uniforme y constante* mientras rodea las superficies de las manos y pies. El juego de los dedos y el pulgar proporciona la capacidad de contornear y presionar una variedad de superficies.

Una lección para caminar con el pulgar

Esta técnica reúne cualidades del agarre de precisión y del fuerte. Los dedos actúan al unísono para agarrar, mientras que el pulgar está en libertad para proporcionar presión opuesta de una manera muy precisa. La punta del pulgar es el punto de contacto para ejercer la presión. El ángulo natural del pulgar es tal que el borde exterior actúa óptimamente en oposición con los dedos para crear la presión.

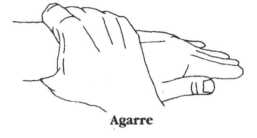

Agarre

Para practicar esta técnica, imagine primero que va a sujetar una barra. Las manos están en agarre abierto, sujetándose con los dedos.

Agarre: Agarre el brazo.

Despegue: Separar el pulgar del agarre. Mantener el agarre de los dedos.

Contacto: *Colocar la punta del pulgar sobre la superficie del brazo.* El borde exterior es el punto de contacto. Las puntas de los dedos mantienen el agarre. La mano se arquea entre las puntas de los dedos y el borde del pulgar, creando un espacio abierto entre la mano y el brazo. Se crea así una presión hacia abajo ejercida por la punta del pulgar. La presión varía con la tensión creada entre el pulgar y los dedos. Un incremento del tirón de los dedos ejercido al bajar la muñeca aumenta la presión de la punta del pulgar.

Con la punta del pulgar sobre la superficie del brazo y el pulgar recto, dejar caer la muñeca. Observe el aumento de la presión de la punta del pulgar.

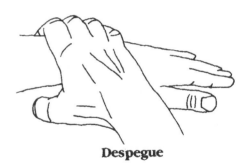

Despegue

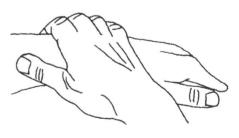

Contacto

(continúa)

(continúación)

El objetivo de la técnica de *caminar con el pulgar* es el de ejercer una presión constante y uniforme con la punta del pulgar. Toda la mano participa de esta técnica, pero la primera articulación del pulgar es la única parte móvil. La primera articulación se dobla y desdobla para mover la punta del pulgar en una dirección hacia adelante. La segunda articulación no se mueve. Participa en la creación del apalancamiento y, por tanto, en la presión.

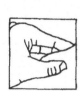 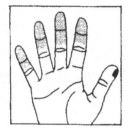 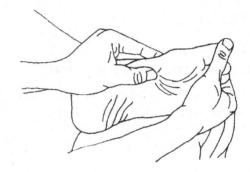

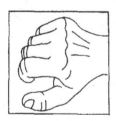

Para practicar la técnica de *caminar con el pulgar* sobre el pie, sujete el pie y tire de él hacia atrás. Agarre el pie con la mano de trabajo. Los dedos descansan sobre la superficie del pie y sirven como ancla, reforzando el pulgar. El borde exterior del pulgar es el punto de contacto sobre la planta del pie.

Practique ahora esta técnica con el pulgar en la planta del pie. Mueva sólo la primera articulación del pulgar. Cualquier cambio de presión es el resultado de reforzar el agarre de los dedos y el pulgar. Cuando el agarre se ha reforzado, se baja la muñeca.

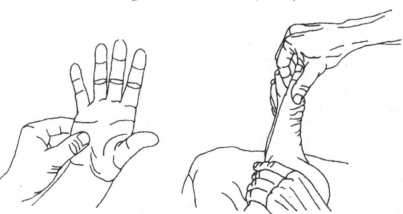

Con esta técnica se ejerce presión mientras se contornean las superficies de pies y manos. El juego de dedos y pulgar proporciona la capacidad de contornear las diferentes superficies.

Reflexología: Tres Técnicas Básicas

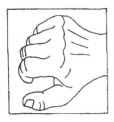
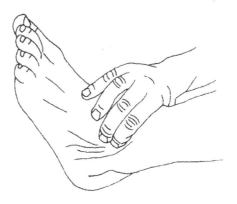

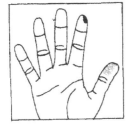

Caminar con un solo dedo

Para practicar esta técnica, sujete primero el tobillo. Despegue los dedos del tobillo y tírelos hacia atrás para que la punta del dedo índice descanse sobre el tobillo. Como en la técnica ejercida con el pulgar, la presión aplicada en la punta del dedo está creada por la tensión existente entre el pulgar y el dedo. El objetivo de esta técnica es también el de crear una presión constante y uniforme. La primera articulación del dedo se dobla y desdobla, moviendo el dedo hacia adelante.

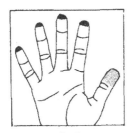

Caminar con varios dedos

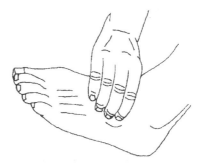

Para practicar esta técnica, sujete el tobillo. Levante los dedos y tírelos hacia atrás para que sus puntas descansen sobre el tobillo. El pulgar actúa como refuerzo mientras los dedos se mueven hacia el frente.

DIAGRAMA RESUMEN DE LAS TECNICAS: TRES TECNICAS BASICAS

Técnica	Punto de contacto/Refuerzo	Partes de las manos trabajadas

I. El agarre

Un solo dedo

 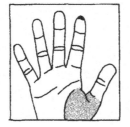 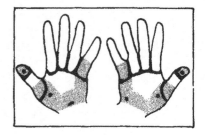

Varios dedos

 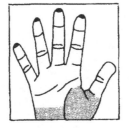 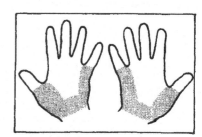

El pellizco

 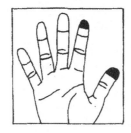 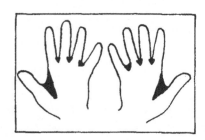

Partes de los pies trabajadas

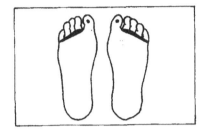

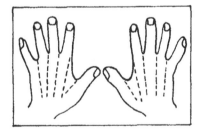
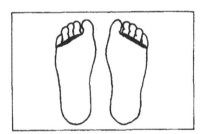
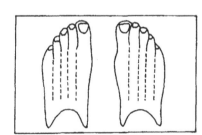

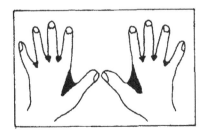
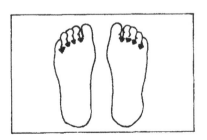
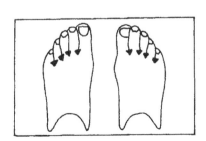

Reflexología de pies y manos

DIAGRAMA RESUMEN DE LAS TECNICAS: TRES TECNICAS BASICAS

Técnica	Punto de contacto/Refuerzo	Partes de las manos trabajadas
Agarre directo	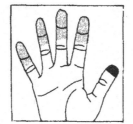	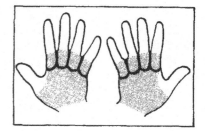
II. Rotar sobre un punto Dedo	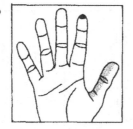	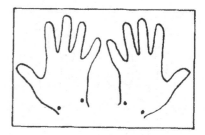
Pulgar	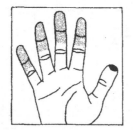	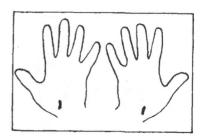

Partes de los pies trabajadas

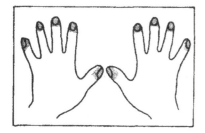 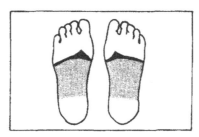 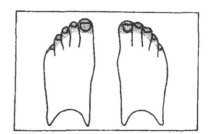

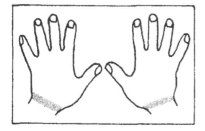 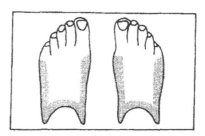 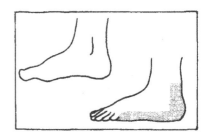

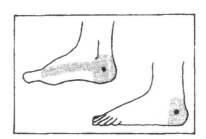

Reflexología de pies y manos

DIAGRAMA RESUMEN DE LAS TECNICAS: TRES TECNICAS BASICAS

Técnica **Punto de contacto/Refuerzo** **Partes de las manos trabajadas**

III. Caminar con el pulgar/Caminar con los dedos

Caminar con el pulgar

 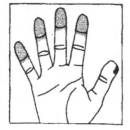 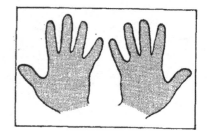

Caminar con un dedo

 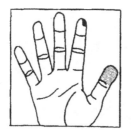 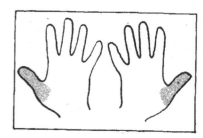

Caminar con varios dedos

 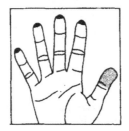 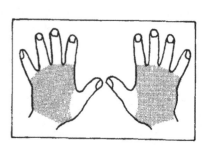

Partes de los pies trabajadas

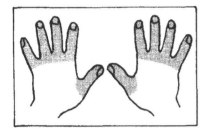 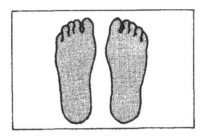 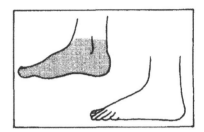

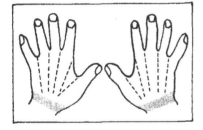 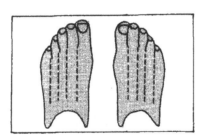

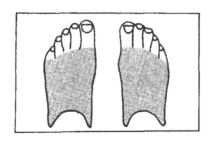

REFLEXOLOGIA DE LOS PIES
Técnicas aplicadas

PLANTA DEL PIE: Caminar con el pulgar

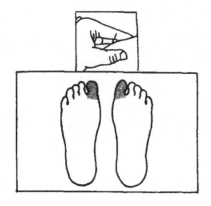 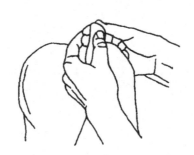 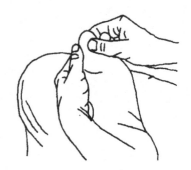

Colocar los dedos de la mano de sujeción sobre la parte superior del pie. Utilice la mano de sujeción como apoyo de los dedos. Descansar los dedos de la mano de trabajo sobre la parte superior de los dedos de la mano de sujeción. Colocar el pulgar de trabajo y utilizar la técnica de *caminar con el pulgar* para recorrer ascendentemente el dedo. Haga varios pases.

Variación: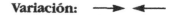

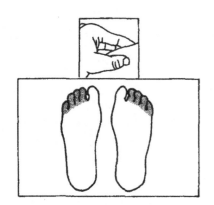 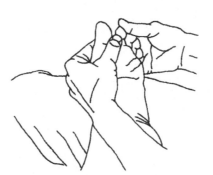 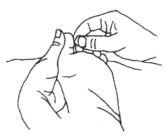

Colocar los dedos de la mano de sujeción en la parte superior del pie. Utilice la mano de sujeción como apoyo de los dedos y para reducir al mínimo el movimiento. Descanse los dedos de la mano de trabajo sobre la parte superior de los dedos de la mano de sujeción. Coloque el pulgar de trabajo en la base del pie. Utilice la técnica de *caminar con el pulgar* para recorrer ascendentemente el dedo. Volver a colocar el pulgar, y en pases sucesivos cubrir el centro y el lado del dedos.

Variación: ➡ ⬅

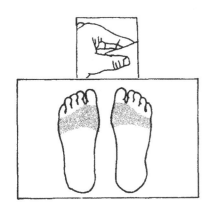 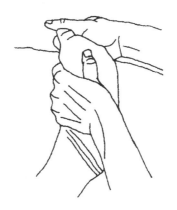 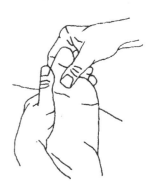

Con la mano de sujeción, tirar del pie hacia atrás. Colocar el pulgar entre el dedo gordo del pie y el segundo dedo. Utilizar la técnica de *caminar con el pulgar* para recorrer ascendentemente el espacio entre los dos dedos. Volver a colocar la mano de trabajo y repetir cada fase.

Cambiar de manos. La mano de sujeción se convierte en la de trabajo, y viceversa. Utilice la técnica de caminar con el pulgar para recorrer ascendentemente cada trecho, empezando por el espacio que hay en el exterior del pie.

Variación: ← ↓

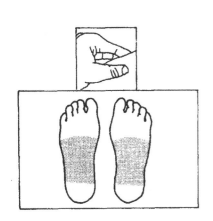 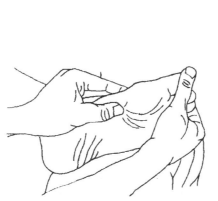 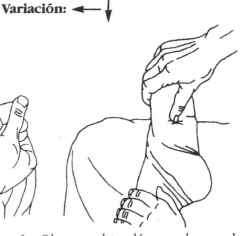

Sujetar el pie hacia atrás. Observe el tendón que hay en la planta del pie. Sirve de línea directriz. Coloque el pulgar de la línea de trabajo sobre el borde interior del pie. Utilice la técnica de *caminar con el pulgar* para recorrer ascendentemente el pie a lo largo del tendón. Volver a colocar el pulgar y utilice la técnica para recorrer el pie. Haga sucesivos pases en el área.

Variación: → ↓

PLANTA DEL PIE: Técnicas de agarre

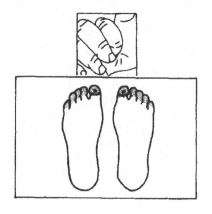 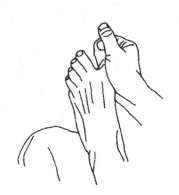 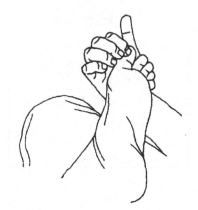

Colocar la palma de la mano sobre la parte superior del pie, tal como se ve en la ilustración. Descansar la punta del dedo sobre el área del dedo gordo en la planta del pie que se está trabajando. Utilizando la técnica de *agarre con un solo dedo*, ejercer una presión alterna.

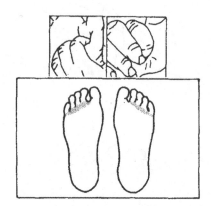 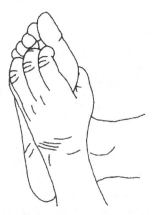 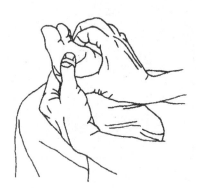

Colocar las puntas de los dedos sobre la repisa formada en la base de los dedos de los pies. La mano agarra el pie y lo envuelve, modo de apalancamiento. Utilizando la técnica de *agarre de dedos múltiples*, sujetar el pie con los dedos en una dirección descendente. Tenga cuidado con las uñas.

Variación: Puede utilizarse una técnica de *agarre de un solo dedo* para trabajar más cerca de la base de cada dedo del pie.

Reflexología de los pies

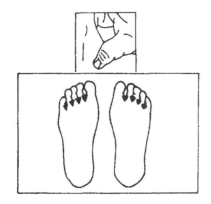 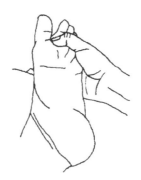 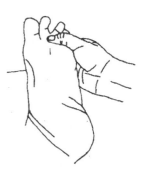

Colocar el pulgar sobre la planta del pie que se va a trabajar. Los dedos descansan sobre el empeine del pie y sirven de refuerzo. Utilice la técnica de *caminar con el pulgar* para trabajar el palmeado que hay entre los dedos. Trabaje hasta donde lo permita la almohadilla de la planta del pie. Procure no profundizar demasiado en la piel blanda que hay entre los dedos.

Variación: Pellizcar con el pulgar y el índice para ejercer una presión alterna en el área. Recolocar los dedos y repetir.

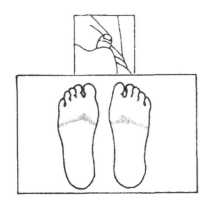 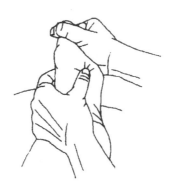

Para utilizar la técnica de *agarre directo*, agarrar el pie con la mano de sujeción. Colocar la parte plana del pulgar de la mano de trabajo sobre el fondo del pie en el área que va a trabajarse. Con la mano de sujeción, rotar el pie, moviéndolo contra el pulgar inmóvil de la mano de trabajo.

(continúa)

(Continuación)

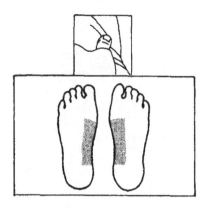
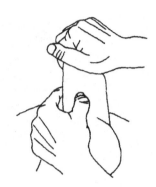

Para utilizar la técnica de *agarre directo*, sujetar el pie con la mano de sujeción. La palma descansa sobre la parte superior del pie y los dedos se envuelven alrededor del borde inferior. Colocar la parte plana del pulgar de la mano de trabajo sobre el fondo del pie en el área que hay que trabajar. El pulgar de trabajo permanece inmóvil mientras la mano de sujeción se mueve por el pie creando una presión alterna en el punto de contacto. Utilice el talón de la mano de sujeción, y mueva el pie de forma que su borde exterior se dirija hacia usted.

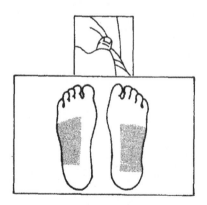
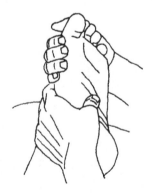

Para utilizar la técnica de *agarre directo*, sujetar la articulación que hay debajo del dedo gordo con la mano de sujeción. Colocar la parte plana del pulgar de la mano de trabajo sobre la planta del pie en el área que va a trabajar. Con la mano de sujeción, doble el pie hacia usted. El pulgar de la mano de trabajo permanece inmóvil mientras se ejerce la presión en el punto de contacto con el movimiento del pie.

EMPEINE DEL PIE: Técnicas varias

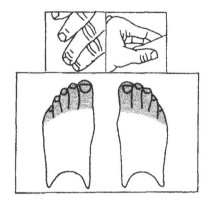 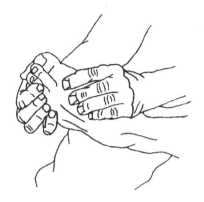 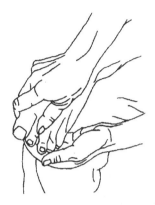

Colocar el dedo de la mano de trabajo sobre el dedo del pie que se va a trabajar. Utilizando la técnica de *caminar con el dedo*, recorrer el dedo del pie. Experimente con cada una de las direcciones posibles; cubra las uñas y la base del pie.

Variación: Para utilizar la técnica de *caminar con el pulgar*, coloque los dedos sobre la planta del pie para que sirvan de palanca. Coloque el pulgar en la base de la uña. Utilice la esquina interior del pulgar para ejercer la presión. Recolóquese y vuelva a aplicar la presión.

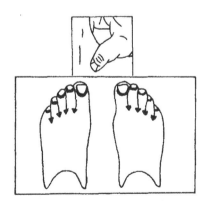 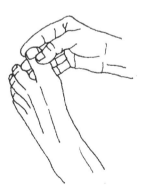 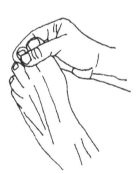

Descanse el dedo del pie entre los dedos y el pulgar de la mano. Utilizando la técnica de *agarre de pellizco*, una los dedos y el pulgar. La esquina del pulgar ejerce la presión en la parte superior del dedo.

Descanse el pie entre los dedos y el pulgar. Utilice la técnica de *agarre de pellizco* para ejercer la presión en el palmeado que hay entre los dedos.

(continúa)

(continuación)

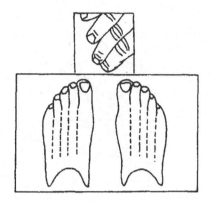
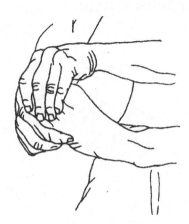

Utilice la mano de sujeción para separar el dedo gordo y el segundo dedo. De esta manera se acentúa el espacio que hay entre los dedos. Coloque el dedo de la mano de trabajo en la base del dedo del pie. Utilice la técnica de *caminar con los dedos* para recorrer el espacio existente entre el exterior y el interior del pie.

Cambie de manos. La mano de sujeción se convierte en la mano de trabajo, y viceversa. Trabaje igual que antes, utilizando la técnica de *caminar con los dedos* para recorrer el espacio entre el lateral y el exterior del pie.

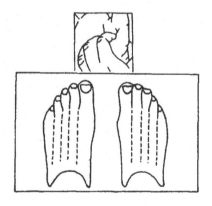
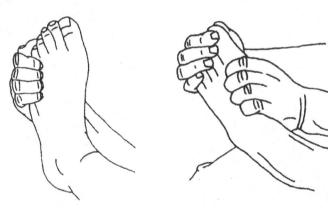

Coloque los dedos de la mano de trabajo en el espacio formado por el primer y segundo dedos de los pies por la parte superior. Utilice la técnica de *agarre de dedos múltiples* para ejercer la presión en el interior entre los dedos. Vuelva a colocar la mano de trabajo y trabaje otra parte del interior de los dedos.

Vuelva a colocar la mano de trabajo y repita el proceso.

Cambie de manos. La mano opuesta es ahora la de trabajo. Utilice la técnica de *agarre de dedos múltiples* para ejercer presión en el lateral del interior de los dedos hacia el exterior del pie.

Variación: Utilice la mano de sujeción para rotar el pie sobre las puntas de los dedos de la mano de trabajo en la parte superior del pie.

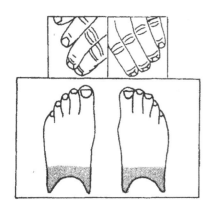 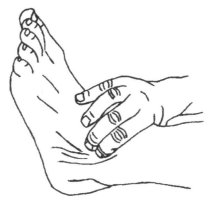 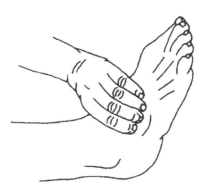

Coloque el dedo de la mano de trabajo sobre el empeine. El pulgar está situado en la planta del pie sirviendo de apalancamiento. Recorrra el pie utilizando la técnica de *caminar con dedos múltiples*. Vuelva a colocar la mano de trabajo y recorra el área en sucesivos pases.

Variación: Técnica de *caminar con los dedos*.

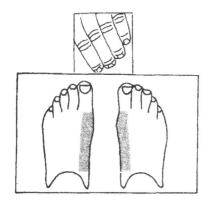 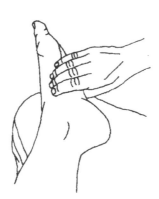

Coloque el pulgar de la mano de trabajo en el borde exterior del pie. Descanse los dedos de la mano de trabajo en el borde interior del pie. Utilice la técnica de *caminar con dedos múltiples* para recorrer el borde del pie.

LATERAL DEL PIE, INTERIOR: Caminar con el pulgar

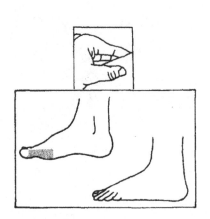
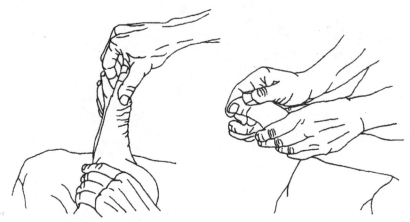

Colocar los dedos de la mano de trabajo sobre el lateral del dedo gordo del pie. Colocar el pulgar de la mano de trabajo sobre el lado opuesto del lado del pie. Utilice la técnica de *caminar con el pulgar* para recorrer el borde interior del pie.

Variación: Tirar con los dedos para crear un apalancamiento adicional. Utilice la técnica de *caminar con el pulgar* para recorrer el borde interior del pie.

Variación: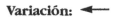

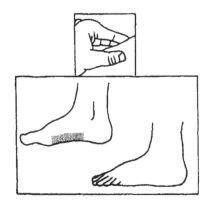
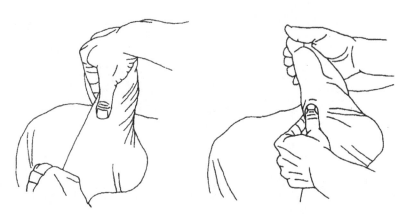

Colocar los dedos de la mano de trabajo en el empeine del pie, a modo de apalancamiento. Colocar el pulgar de la mano de trabajo en el borde interior del pie. Utilizando la técnica de *caminar con el pulgar*, descienda por el borde del pie. Haga varios pases.

Variación: Utilice la técnica de *caminar con el pulgar* para recorrer ascendentemente el borde interior del pie. La mano de sujeción afirma el pie. Los dedos de la mano de trabajo se colocan en el empeine a modo de apalancamiento.

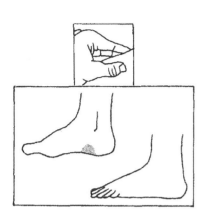 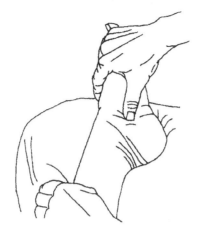 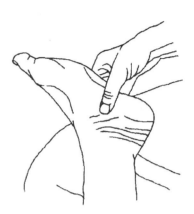

Los dedos de la mano de trabajo descansan en el empeine del pie, proporcionando el apalancamiento. Para recorrer descendentemente el pie, utilice la técnica de *caminar con el pulgar*. Haga varios pases.

Variación: ←

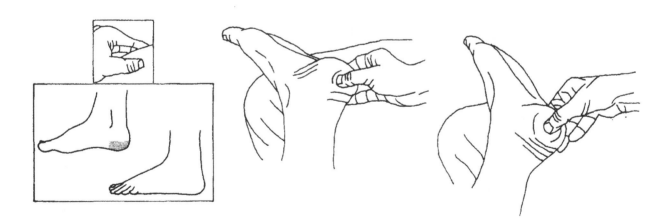

Descanse los dedos de la mano de trabajo bajo el talón del pie, como apalancamiento. Recorra ascendentemente el borde del talón utilizando la técnica de *caminar con el pulgar*.

Variación: ←

LADO DEL PIE: EXTERIOR: Caminar con el dedo/Rotar sobre un punto

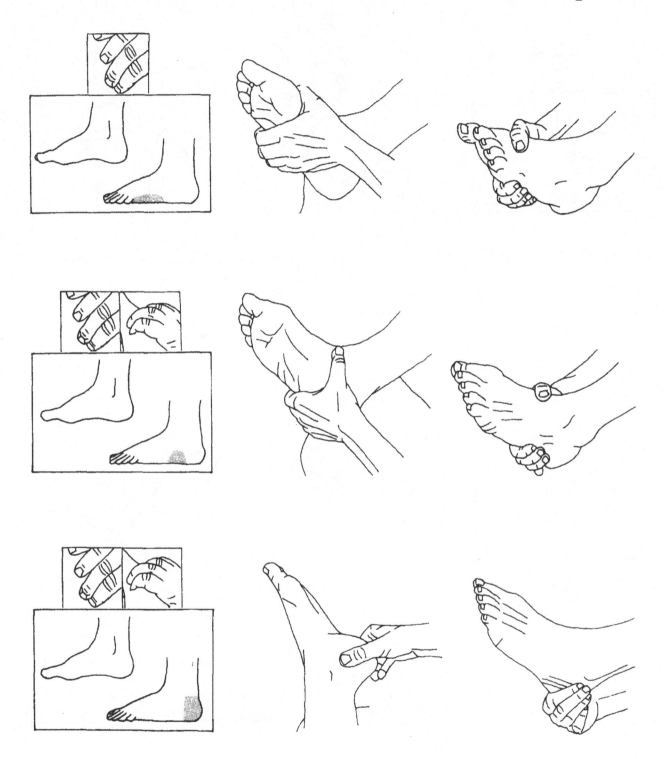

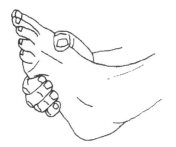

Sujetar el pie. Descansar el pulgar de la mano de trabajo en el borde interior del pie como apalancamiento. Colocar el dedo en el borde exterior del pie. Utilizar la técnica de *caminar con el dedo* para contornear el borde exterior del pie.

Variación: Como antes, rotar sobre un punto, *caminar con dedos múltiples*.

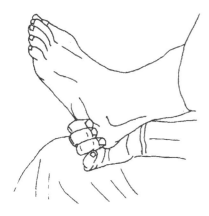

Sujetar el pie. Descansar el pulgar de la mano de trabajo en el borde interior del pie, como, apalancamiento. Colocar el dedo en el borde exterior del pie. Utilizar la técnica de *caminar con los dedos* para recorrer el borde exterior del pie.

Variación: Como antes, *rotar sobre un punto, caminar con dedos múltiples*.

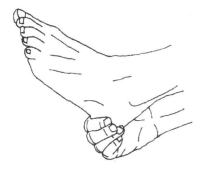

Sujetar el pie. Descansar el pulgar de la mano de trabajo en el borde interior del pie como apalancamiento. Colocar el dedo en el borde exterior del pie. Utilizar la técnica de *caminar con los dedos* para recorrer el borde exterior del pie.

Variación: Como antes, *rotar sobre un punto, caminar con dedos múltiples*.

LADO DEL PIE, INTERIOR: Rotar sobre un punto

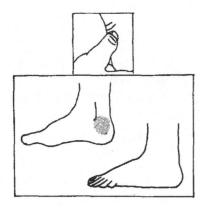 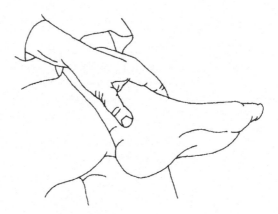

Sujetar el pie. Para utilizar esta técnica de *rotar sobre un punto*, ejercer la presión con la parte plana del pulgar. Trazar círculos en el aire con el dedo gordo del pie, rotando primero el pie en la dirección de las agujas del reloj, y luego en dirección contraria. Volver a colocar el pulgar y repetir. Variar la presión tirando con los dedos.

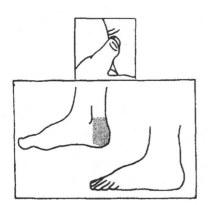 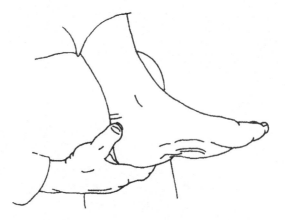

Descansar el talón del pie sobre los dedos. Para utilizar esta técnica de *rotar sobre un punto*, ejercer la presión con la esquina del pulgar. Girar el pie primero en la dirección de las agujas del reloj, y luego en la dirección contraria. Volver a colocar el pulgar y repetir. Afirmar o soltar el agarre para variar la presión.

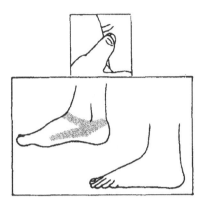 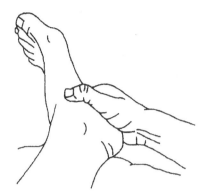

Sujetar el pie. Para utilizar esta técnica de *rotar sobre un punto*, ejercer la presión con la esquina del pulgar. Rotar primero el pie en la dirección de las agujas del reloj, y luego en la dirección contraria. Volver a colocar el pulgar y repetir. Afirmar o soltar el agarre para variar la presión.

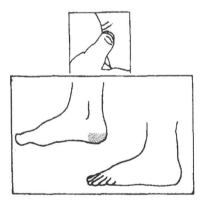 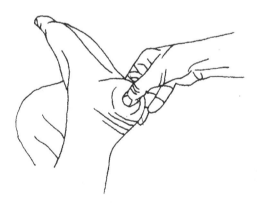

Descansar el talón del pie sobre los dedos. Para utilizar esta técnica de *rotar sobre un punto*, utilizar la esquina del pulgar para ejercer la presión. Rotar primero el pie en la dirección de las agujas del reloj, y luego en la dirección contraria. Volver a colocar el pulgar y repetir. Afirmar o soltar el agarre para variar la presión.

LADO DEL PIE, INTERIOR/EXTERIOR: Rotar sobre un punto

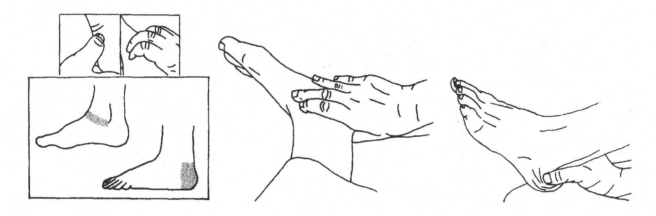

Sujetar el pie. Con esta técnica de *rotar sobre un punto*, ejerza la presión utilizando tanto la punta del dedo como la esquina del pulgar. Primero gire el pie en la dirección de las agujas del reloj, y luego en la dirección contraria. Vuelva a colocar el pulgar y repita. Afirme o suelte el agarre para variar la presión.

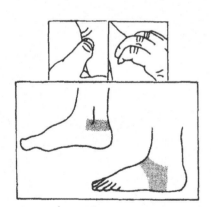 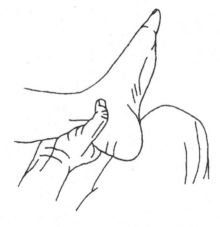

Sujetar el pie. Con esta técnica de *rotar sobre un punto*, ejerza la presión utilizando tanto la punta del dedo como la esquina del pulgar. Gire primero el pie en la dirección de las agujas del reloj, y luego en la dirección contraria. Vuelva a colocar el pulgar y repita. Afirme o suelte para variar la presión.

Reflexología de los pies

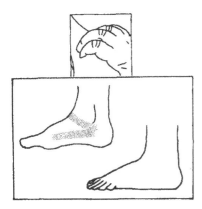
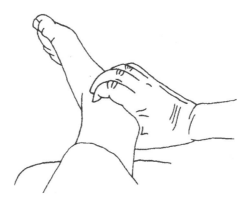

Coger el pie. Para utilizar esta técnica de *rotar sobre un punto*, ejercer la presión con la punta del dedo. Trazar círculos en el aire con el dedo gordo del pie, rotando primero el pie en la dirección de las agujas del reloj y luego en la dirección contraria. Volver a poner el dedo y repetir. Afirmar o soltar el agarre para variar la presión.

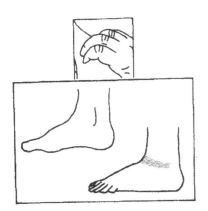
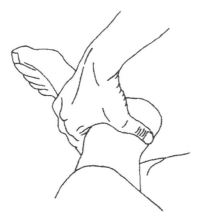

Coger el pie. Para utilizar esta técnica de *rotar sobre un punto*, ejercer la presión con la punta del dedo. Girar primero el pie en la dirección de las agujas del reloj, y luego en la contraria. Volver a colocar el dedo y repetir. Afirmar o soltar el agarre para variar la presión.

LADO DEL PIE, INTERIOR: Pelota de golf

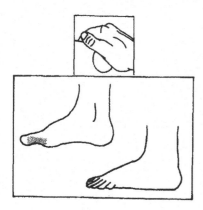
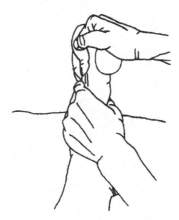

Nota: *Sea consciente de su respuesta individual a la presión ejercida por la superficie dura de la pelota de golf. Elija un nivel de presión que concuerde con su preferencia y comodidad.*

Coger la pelota de golf con la mano de trabajo. El dedo gordo del pie queda atrapado entre los dedos de la mano de trabajo y la pelota de golf. Dar vueltas al borde del dedo gordo del pie con la pelota de golf. Hacer varios pases. La presión varía al afirmar el agarre de la mano de trabajo.

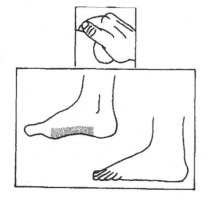
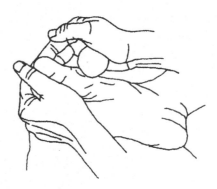

Coger la pelota de golf con la mano de trabajo. Los dedos de la mano de trabajo quedan situados en la parte superior del pie. Dar vueltas al borde del pie con la pelota de golf. Hacer varios pases.

Variación: Cambiar la mano que sujeta la pelota de golf.

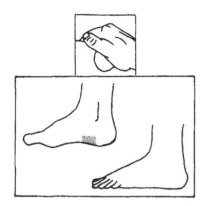 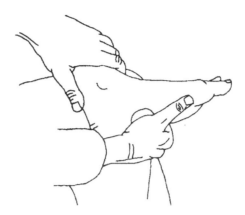

Coger la pelota de golf con la mano de trabajo. Los dedos de la mano de trabajo descansan en el borde exterior del pie. Dar vueltas al borde del pie con la pelota de golf. Hacer varios pases.

Variación: Cambiar la mano que sujeta la pelota de golf.

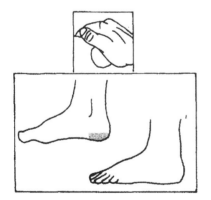 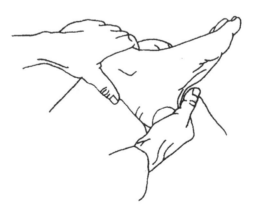

Coger la pelota de golf con la mano de trabajo. Los dedos de la mano de trabajo descansan en el borde exterior del talón. Dar vueltas al borde del pie con la pelota de golf. Hacer varios pases.

Variación: Cambiar la mano que sujeta la pelota de golf.

MISCELANEA: Pelota de golf

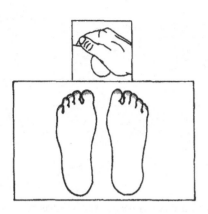
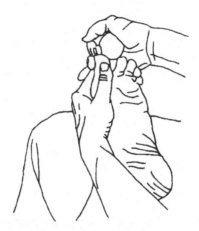

Coger la pelota de golf con la mano de trabajo. El dedo gordo del pie queda atrapado entre los dedos de la mano de trabajo y la pelota de golf. Dar vueltas a la pelota de golf sobre el dedo gordo del pie. Incluir la punta del dedo.

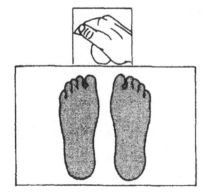
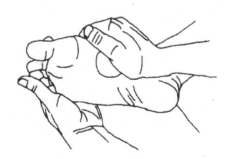

Coger la pelota de golf con la palma de la mano de trabajo. Sujetar el pie con la mano de sujeción. Colocar la pelota de golf en la parte inferior del pie y darle vueltas. Hacer varios pases.

Variación: Cambiar la mano que sujeta la pelota de golf.

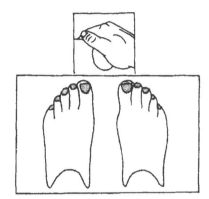 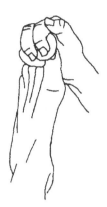

Utilizar el mismo enfoque con los otros dedos de los pies.

Coger la pelota de golf con los dedos de la mano de trabajo. Colocar la palma de la mano de trabajo sobre la parte inferior del pie. Los dedos del pie quedan atrapados entre la pelota de golf y la palma de la mano. Dar vueltas a la pelota de golf sobre los dedos de los pies. Hacer varios pases. En las vueltas de la pelota incluir la zona de la uña.

MISCELANEA DE PIE: rodillo de pies

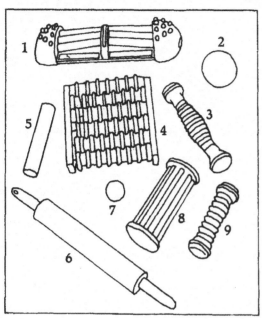

1. Step Roller.®
2. Pelota de tenis.
3. Footsie Roller.®
4. Wiehl Roller.®
5. Rodillo de tortilla.
6. Rodillo de amasar.
7. Pelota de golf.
8. Case Roller.®
9. Rodillo de pedicuro.

Los rodillos de pies puede encontrarlos en la mayoría de los establecimientos dietéticos.

Los objetos cilíndricos se prestan muy bien a rodar bajo el pie. Además de los rodillos de pie que puede encontrar en los establecimientos comerciales, puede utilizar también objetos de la casa, como un rodillo de amasar, una botella de refresco o una pata de una silla. Si tiene varios objetos cilíndricos, podrá colocarlos en los diversos lugares en los que suele estar. Así tendrá el rodillo dispuesto para su uso. Dos de los sitios más convenientes son bajo la mesa del comedor y junto a su sillón favorito. Procure no ponerlos en los lugares de paso.

Nota: *Sea consciente de su respuesta individual a la presión ejercida por la superficie dura de un rodillo de pie. Elija un nivel de presión que esté de acuerdo con sus preferencias y comodidad.*

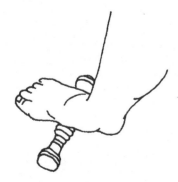 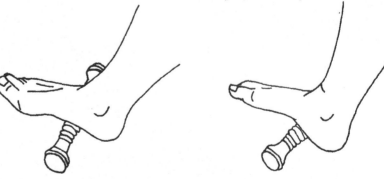

Para que el rodillo gire bajo el pie entero, vuelva a colocar el pie desde el interior hasta el centro, y luego en el exterior.

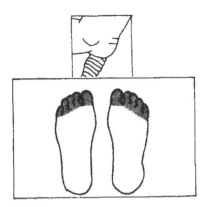 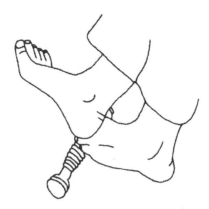

Colocar el talón del pie opuesto sobre el dedo que está trabajando y girar. El talón sirve de palanca. Vuelva a colocar el talón para trabajar cada dedo. Experimente cambiando el pie trabajado de un lado al otro, para actuar sobre los lados de los dedos.

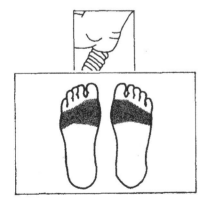 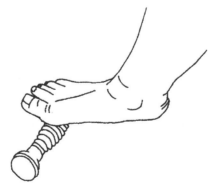

Colocar el pie sobre el rodillo. Rodar, utilizando el talón encima del pie para aumentar la presión. Angular el pie desde el exterior hacia el centro y luego hacia el interior para trabajar todo el área.

(continúa)

(Continuación)

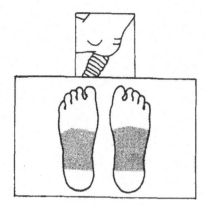
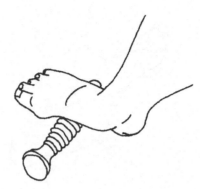

Colocar el pie sobre el rodillo. Rodar, angulando el pie desde el exterior, hacia el centro y hacia el interior. Puede incrementar la presión cruzando las piernas.

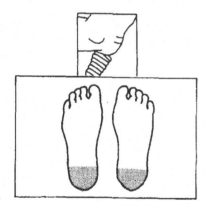
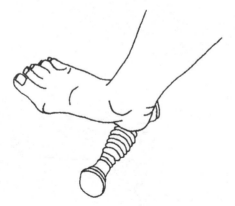

El talón es un área dura y el rodillo se desplaza fácilmente. Por esta razón quizá sea preferible que cruce las piernas mientras lo rueda sobre ese área, para ejercer presión y controlar el rodillo. También en este caso, debe angularse el pie hacia el exterior, al interior y al centro.

DIAGRAMA DE RESUMEN DE TECNICAS: REFLEXOLOGIA DE PIES

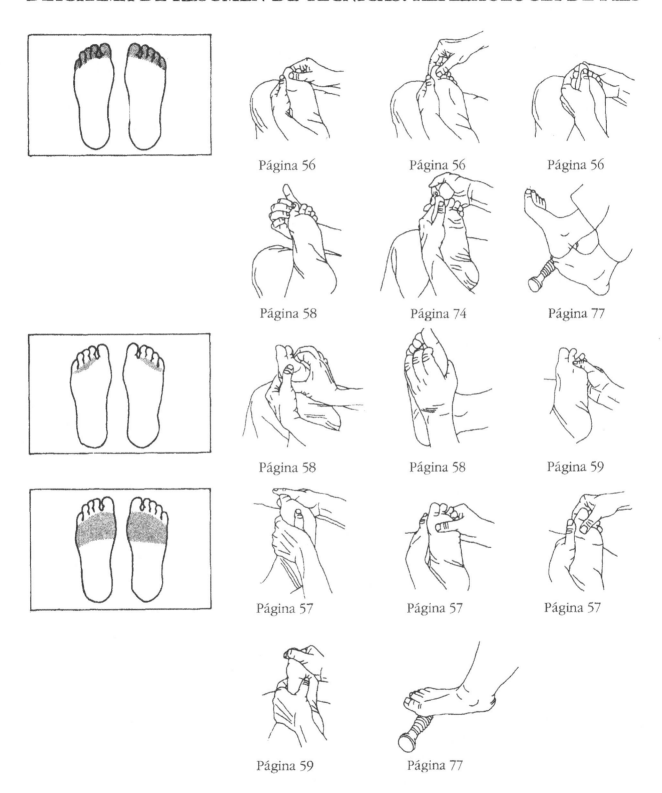

DIAGRAMA DE RESUMEN DE TECNICAS: REFLEXOLOGIA DE PIES

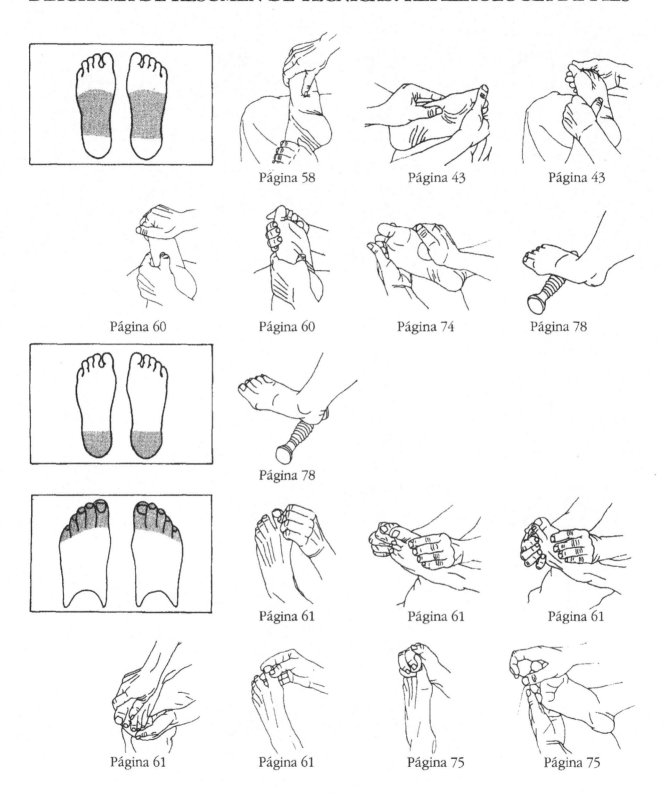

DIAGRAMA DE RESUMEN DE TECNICAS: REFLEXOLOGIA DE PIES

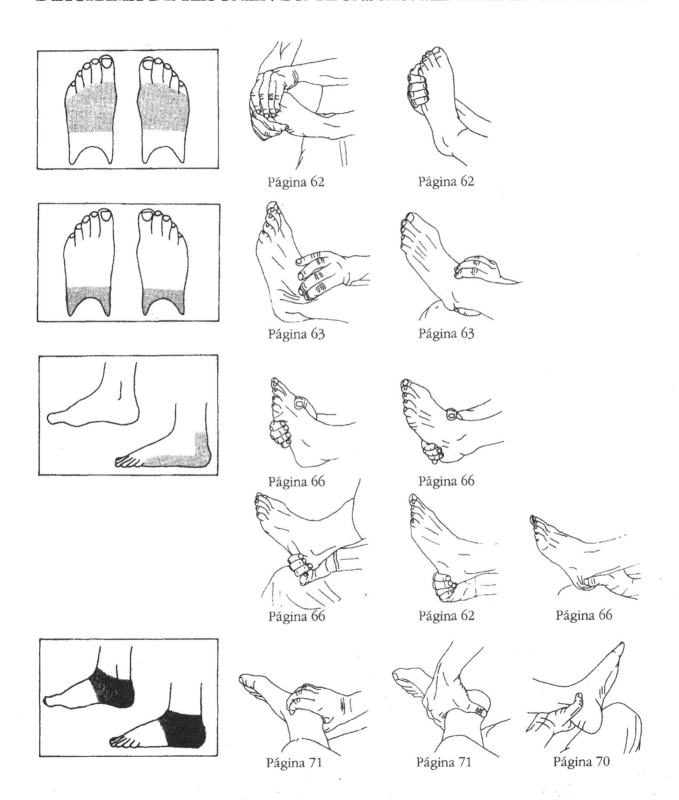

DIAGRAMA DE RESUMEN DE TECNICAS: REFLEXOLOGIA DE PIES

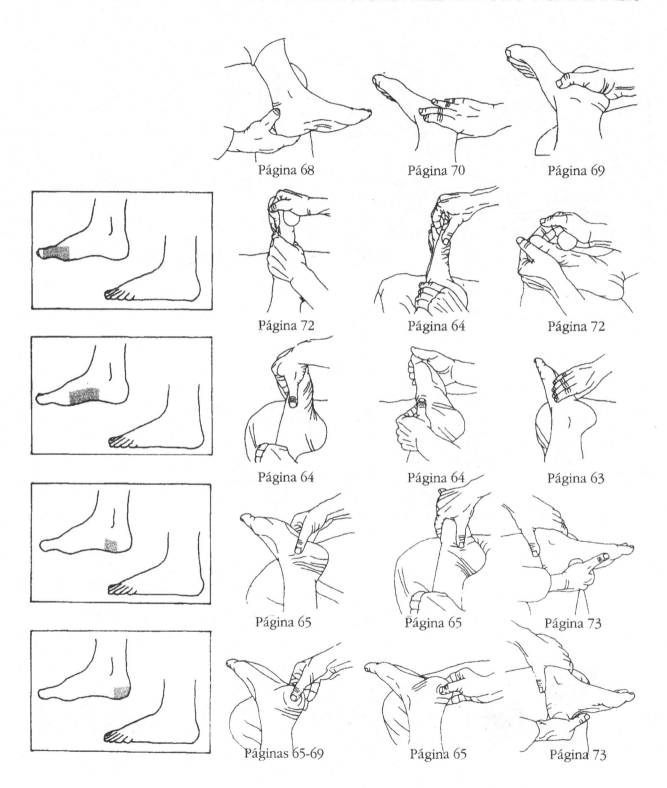

REFLEXOLOGIA DE LAS MANOS
Técnicas aplicadas

PALMA DE LA MANO: Caminar con el pulgar

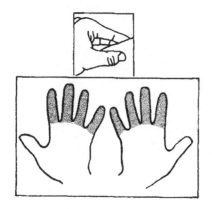 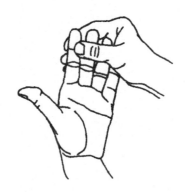 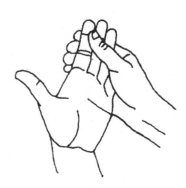

Reposar el dedo que va a a trabajar sobre los cuatro dedos de la mano de trabajo. Utilice la técnica de *caminar con el pulgar* para hacer varios pases. Cubrir el dedo enterior. Las articulaciones son áreas de interés particular.

Variación: Particularmente eficaz para trabajar por alrededor de una articulación.

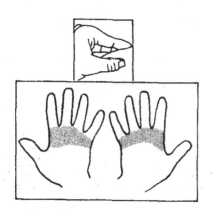 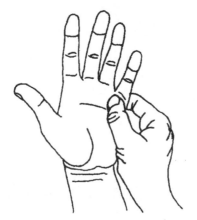 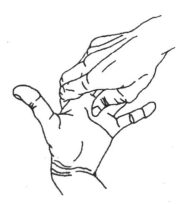

Dejar los dedos de la mano de trabajo sobre el dorso de la mano que va a ser trabajada. Utilice la técnica de *caminar con el pulgar* para recorrer los huecos creados por las puntas metacarpianas en la palma de la mano. Sostener los dedos sobre la mano que está siendo trabajada para exponer mejor esas oquedades y reducir la carnosidad o grosor de la zona.

Variación: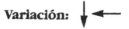

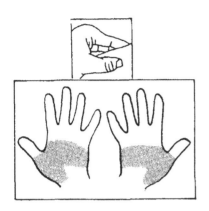 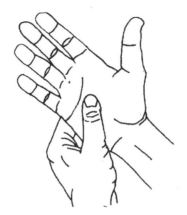 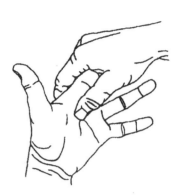

Reposar la mano sobre los dedos de la mano de trabajo. Para trabajar bien este área, utilizar la técnica de *caminar con el pulgar*. Como se trata de un área carnosa de la mano, la colocación apropiada de la mano que está siendo trabajada contribuye a aliviar el trabajo. Sujetar los dedos hacia atrás para crear una superficie de trabajo firme.

Variación: ↓

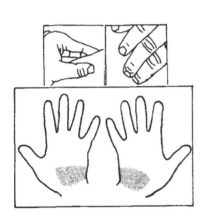 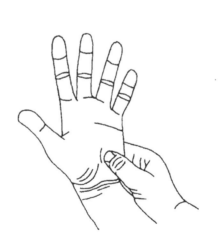 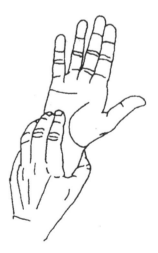

Reposar la mano sobre los dedos de la mano de trabajo. Utilizar la técnica de *caminar con el pulgar* para trabajar todo el área.

Variación: *Técnica de caminar con los dedos*. Coger la muñeca a modo de palanca.

PALMA DE LA MANO: Técnicas de agarre/Caminar con los dedos

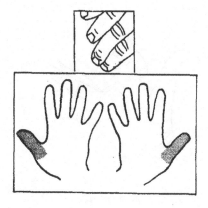
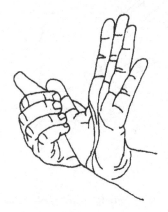

Descansar el pulgar que hay que trabajar sobre la palma de la mano de trabajo. Utilizar la técnica de *caminar con los dedos* para trabajar la zona. Haga varios pases sucesivos para cubrir la superficie de la palma del pulgar.

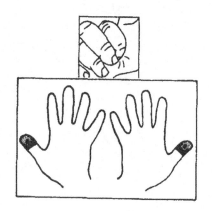
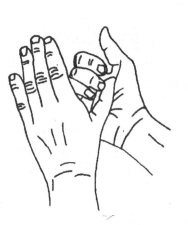
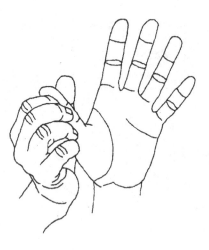

Colocar el pulgar que ha de ser trabajado sobre la palma de la mano de trabajo. Colocar la punta del dedo índice o corazón sobre el área que hay que trabajar. Utilizando la técnica de *agarre con un solo dedo*, ejercer sobre el área una presión alterna. Sea consciente de las uñas. Vuelva a colocar el dedo de trabajo y repita.

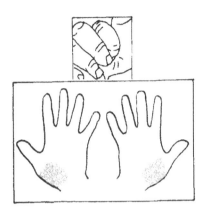 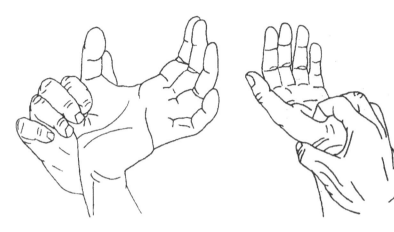

Reposar la mano que ha de ser trabajada sobre la palma de la mano de trabajo. Colocar la punta del dedo índice sobre el área que ha de ser trabajada. Utilizar la técnica de *agarre de un solo dedo* para ejercer una presión alterna. Sea consciente de las uñas de los dedos. Vuelva a colocar el dedo de trabajo y repita.

Variación: Coger por la muñeca la mano que hay que trabajar.

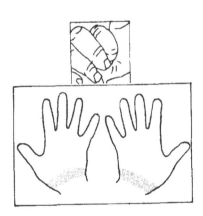 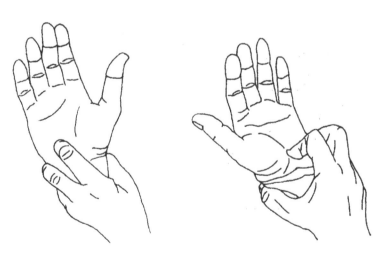

Agarrar la muñeca. Colocar la punta del dedo índice sobre el área que hay que trabajar. Para crear una presión alterna, utilizar la técnica de *agarre con un solo dedo*. Tenga cuidado con las uñas. Vuelva a colocar el dedo de trabajo y repita.

PALMA DE LA MANO: Agarre múltiple de dedos

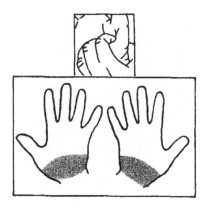 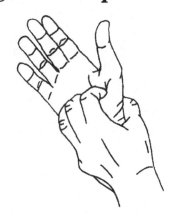

Colocar el talón de la mano de trabajo sobre la parte superior de la mano, bajo el pulgar, proporcionando apalancamiento a los dedos de trabajo. Colocar las puntas de los dedos sobre la palma de la mano. Utilizar la técnica de *agarre de dedos múltiple* para trabajar la parte carnosa de la mano. Tenga cuidado con las uñas. Vuelva a colocar los dedos de trabajo y repita.

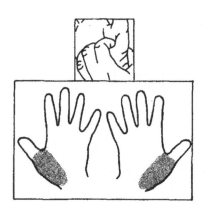 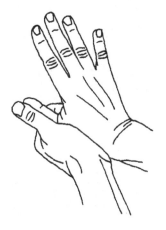 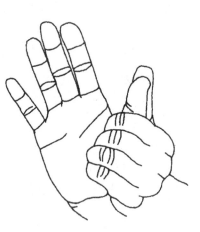

Colocar el talón de la mano de trabajo sobre la muñeca. Envolver la muñeca con el pulgar a modo de palanca. Colocar las puntas de los dedos sobre la palma de la mano. Utilizar la técnica de *agarre múltiple de dedos* para trabajar el talón de la mano. Tenga cuidado con las uñas. Vuelva a colocar los dedos de trabajo y repita.

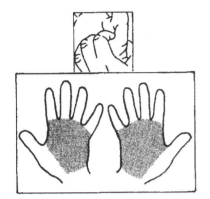 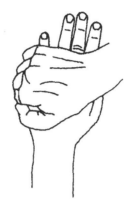 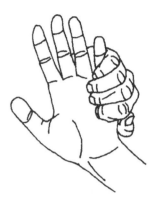

Colocar el talón de la mano de trabajo encima de la mano por debajo del dedo meñique. Colocar las puntas de los dedos sobre la palma de la mano que está siendo trabajada. Utilice la técnica de *agarre múltiple de dedos* para trabajar la zona. Tenga cuidado con las uñas. Volver a colocar los dedos de trabajo y repetir.

PALMA DE LA MANO: Técnicas de agarre

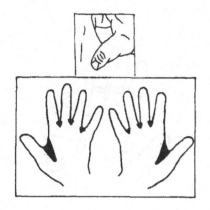 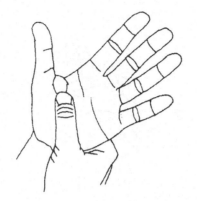 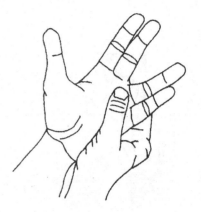

Coger la mano, colocando el pulgar y dedos en oposición unos a otros como para pellizcar la parte palmeada de la mano. Para trabajar bien la zona, utilice la técnica de *caminar con el pulgar*. Haga varios pases sucesivos. Tenga cuidado con las uñas.

Variación: Utilice la técnica de *agarre de pellizco*.

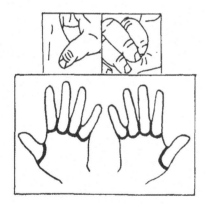 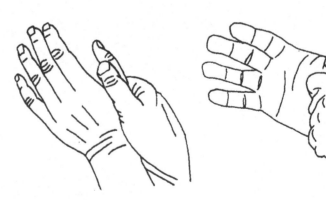

Coja la mano que ha de ser trabajada y el índice de la mano de trabajo. El punto de contacto es la segunda articulación del dedo índice. Utilice el pulgar como apoyo y apalancamiento y la articulación del dedo índice como articulación de trabajo. Coloque el dedo índice bajo la articulación que hay bajo el pulgar. Rote hacia atrás y hacia delante la mano de trabajo, presionando en la articulación con el dedo índice.

Variación: Utilice la técnica de *agarre de un solo dedo*.

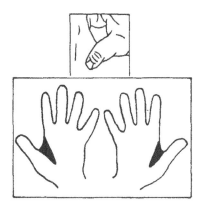 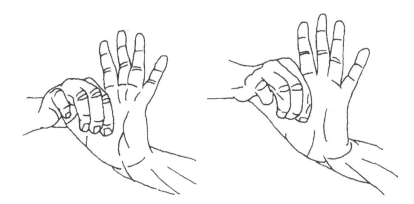

Colocar el pulgar y el índice sobre el palmeado de la mano. Para utilizar la técnica de *agarre de pellizco*, ejerza presión pellizcando con el pulgar y el índice. La punta del dedo ejerce una presión que la del pulgar, que se utiliza más como soporte.

Variación: Técnica de *caminar con los dedos*.

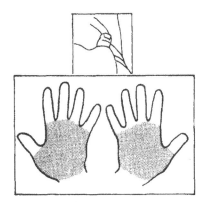 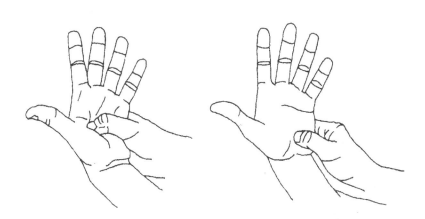

Coger la mano, colocando el pulgar sobre la palma de la mano y los dedos sobre el dorso, en oposición (como si fuera a pellizcar la mano). Para utilizar la técnica de *agarre de pellizco*, trate de pellizcar juntos el pulgar y los dedos, bombeando para crear presión alterna. El pulgar ejerce una presión mayor que la de los dedos. Tenga cuidado con las uñas.

Variación: Técnica de *caminar con el pulgar*.

DORSO DE LA MANO: Agarre de pellizco

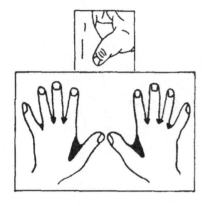 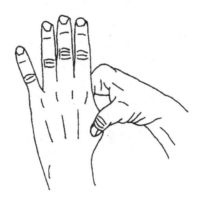

Colocar el pulgar y el dedo sobre el palmeado de la mano. Para utilizar la técnica de *agarre de pellizco*, ejerza presión pellizcando con pulgar y dedo. Tenga cuidado con las uñas. La punta del pulgar ejerce una presión mayor que la del dedo, que se utiliza más como soporte.

Variación: Cree una presión profunda alterna. Mueva rápidamente hacia arriba y hacia abajo el pulgar y el dedo.

Variación: Ténica de *caminar con el pulgar*.

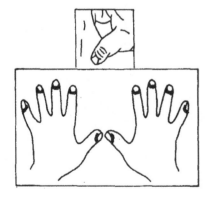 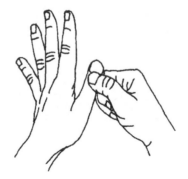 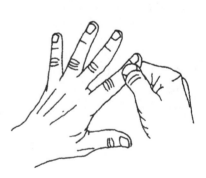

Colocar el pulgar que va a trabajarse entre el dedo índice (segunda articulación) y el pulgar. Para utilizar la ténica de *agarre de pellizco*, ejercer presión pellizcando con pulgar y dedo.

DORSO DE LA MANO: Caminar con el pulgar

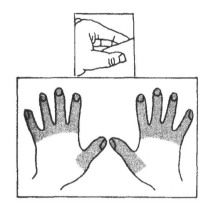
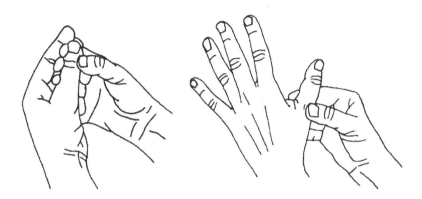

La técnica de *caminar con el pulgar* se utiliza para trabajar los dedos y el pulgar de la mano opuesta. Los dedos de la mano de trabajo proporcionan apoyo y apalancamiento. Para empezar, repose el pulgar de la mano que ha de ser trabajada sobre los cuatro dedos de la mano del pulgar de trabajo. Utilizando la técnica de *caminar con el pulgar,* hacer varios pases que cubran el pulgar entero, incluyendo la uña y los lados. Las articulaciones son áreas de exploración particular. Cambiar de mano y trabajar el otro pulgar de modo similar. Retornar a mano original y seguir el procedimiento anterior para trabajar el dedo índice.

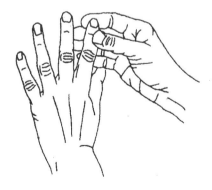
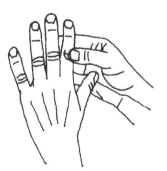
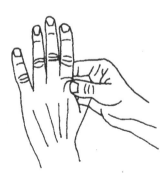

Alternar entre las dos manos, cubriendo el lado superior de cada dedo. Se sigue un modelo de alternancia para que el trabajo sea menos fatigoso para el pulgar de trabajo.

DORSO DE LA MANO: Miscelanea

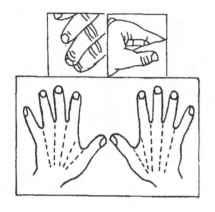 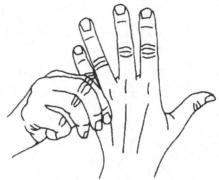 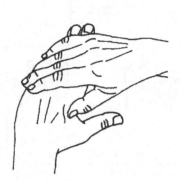

Colocar el pulgar de la mano de trabajo en la palma de la otra mano. Utilizar la técnica de *caminar con el dedo* para recorrer cada lado del hueco que hay entre los dos huesos metacarpianos en la parte superior de la mano. Comenzar por la base del dedo y trabajar desde la articulación que hay en la base del dedo hasta la muñeca. Trabajar tanto el lado de la oquedad hacia el exterior de la mano como el lado hacia el interior. Trabajar cada hueco de manera similar. El hueco entre el pulgar y el índice es más ancho que los demás. Utilice la técnica de *caminar con los dedos* para hacer varios pases sobre la zona, tanto por el lado del dedo índice como por el lado del pulgar.

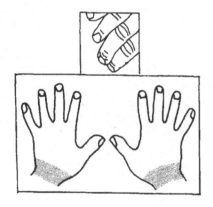 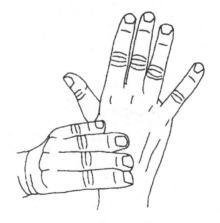 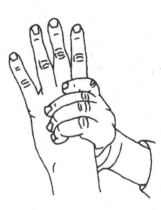

Reposar la mano que ha de ser trabajada sobre el pulgar de la mano de trabajo. Utilice la técnica de *caminar con los dedos* para recorrer la mano. Hacer varios pases. Incluida la muñeca.

Variación: Técnica de *caminar con dedos múltiples*.

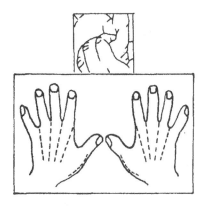 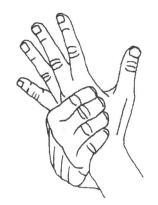 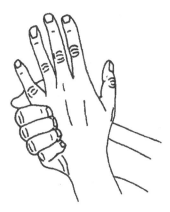

Colocar el talón de la mano de trabajo sobre la palma de la mano por debajo del dedo meñique. Obtendrá así el apalancamiento necesario para esta técnica. Colocar las puntas de los dedos en la oquedad que hay entre el dedo meñique y el anular. Rotar la muñeca que está siendo trabajada para permitir el trabajo completo de los dedos. Trabajar los otros dedos de manera similar.

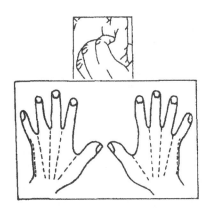 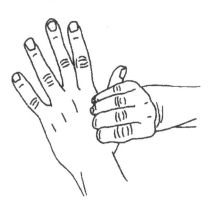

Para trabajar el otro lado de los huecos, volver a colocar la mano de trabajo de forma que el talón quede sobre la palma, por debajo del pulgar. Trabajar como anteriormente.

LADOS DE LA MANO: Caminar con el pulgar/Caminar con los dedos

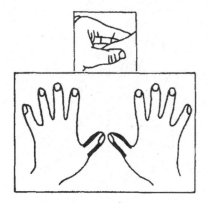 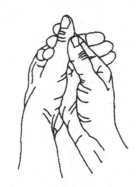 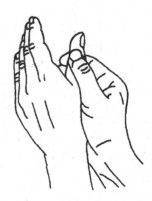

Reposar el pulgar que ha de ser trabajado sobre los dedos de la mano de trabajo. Utilice la técnica de *caminar con el pulgar* para recorrer el pulgar ascendentemente. Volver a colocar el pulgar de trabajo y hacer varios pases.

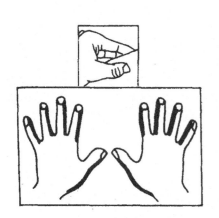 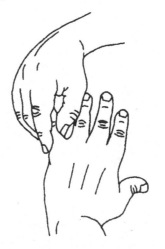 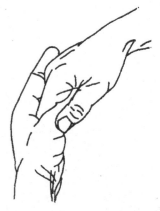

Coger el dedo meñique con la mano de trabajo. Su agarre proporciona el apalancamiento necesario y la firmeza del agarre sirve como control de la presión que desea ejercer. Utilice la técnica de *caminar con el pulgar* para recorrer el dedo hasta la cabeza metacarpiana. Coger el dedo siguiente y trabajar del mismo modo. El pulgar debe estar en libertad para recorrer la zona de trabajo mientras mantiene el agarre con los dedos y el resto de la mano, sirviendo así de apalancamiento. Trabajar los otros dedos de una manera similar.

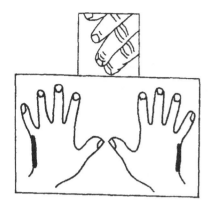 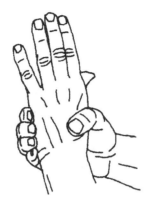 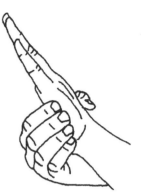

Coger la mano que ha de ser trabajada. El pulgar de la mano de trabajo proporciona el apalancamiento. Utilizar la técnica de caminar con varios dedos para recorrer toda la zona.

Variación: Técnica de *caminar con un solo dedo*. Técnica de *rotar sobre un punto*.

MISCELANEA DE LA MANO: Rotar sobre un punto

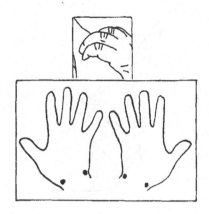

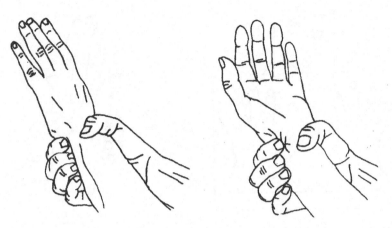

Colocando boca abajo la palma de la mano que ha de ser trabajada, coger la muñeca con el pulgar sobre el lado de la palma. Para utilizar la técnica de *rotar sobre un punto*, localizar el punto con el dedo índice y rotar la muñeca varias veces, primero en la dirección de las agujas del reloj, y luego en la dirección contraria. Con la palma de la mano trabajada vuelta hacia arriba, coger la muñeca con el pulgar sobre el lado de la palma y repetir.

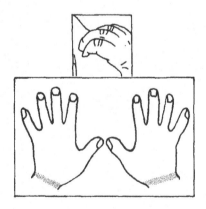

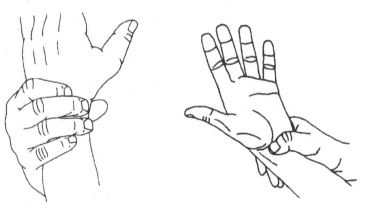

Con la mano que ha de ser trabajada con la palma hacia abajo, sujetar la muñeca con el pulgar sobre el lado de la palma y los dedos sobre el dorso. Para utilizar la técnica de *rotar sobre un punto*, el dedo índice controla un área y permanece inmóvil mientras la muñeca de la mano trabajada gira varias veces en ambas direcciones. Así se crea con el dedo índice unos momentos de presión y otros de aflojamiento. El pulgar y la mano de trabajo proporcionan el apalancamiento.

Variación: Técnica de *rotar sobre un punto* con el pulgar.

MISCELANEA DE MANO: "Buffing" (Frotamiento)

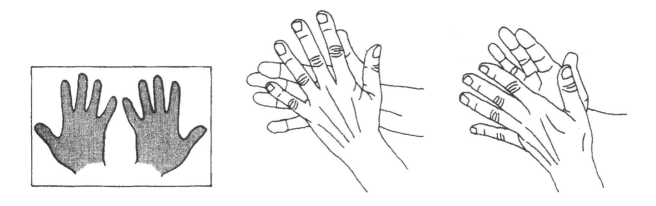

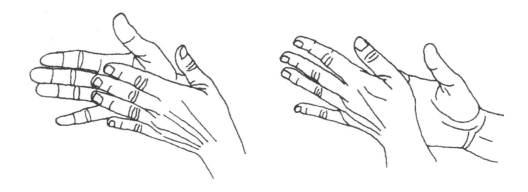

El objetivo del "buffing" es mover una mano sobre la otra de una manera rápida y repetitiva. Es una técnica de uso general para la circulación y estimulación general.

(continúa)

(continuación)

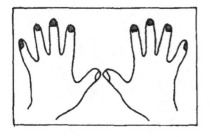

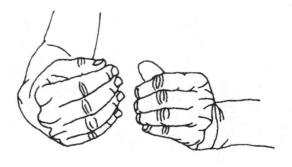

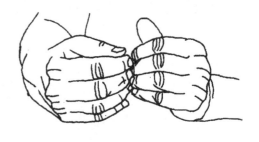

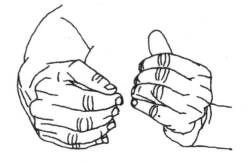

"Buffing" de uña: Las uñas de los dedos de una mano se mueven rápida y repetitivamente sobre las uñas de la otra mano.

MISCELANEA DE MANO: Pelota de golf

Se utiliza una pelota de golf para trabajar las manos porque tiene un tamaño apropiado, es barata y fácil de utilizar. En general, los objetos redondos o cilíndricos funcionan bien porque giran suavemente sobre la superficie. Elija un objeto que funcione bien en su caso. Pero *recuerde* que nunca debe *utilizar* un objeto como una pelota de golf con otra persona. Tome conciencia de su respuesta individual a la presión ejercida por la superficie dura de la pelota de golf. Elija un nivel de presión que esté de acuerdo con sus preferencias y nivel de comodidad.

Para utilizar eficazmente una pelota de golf con las manos hay que aprender a controlarla para crear una superficie de trabajo estable. Esto se consigue cogiendo la pelota con la mano de trabajo abocinada, o acuñándola entre las dos manos. Otro elemento que no sólo aumenta el control de la pelota, sino que además proporciona apalancamiento y control de la presión ejercida, es la colocación de los cuatro dedos sobre el dorso de la mano. De esta manera, la pelota de golf queda atrapada entre la superficie de las palmas de las dos manos, y los dedos ejercen el control de la presión.

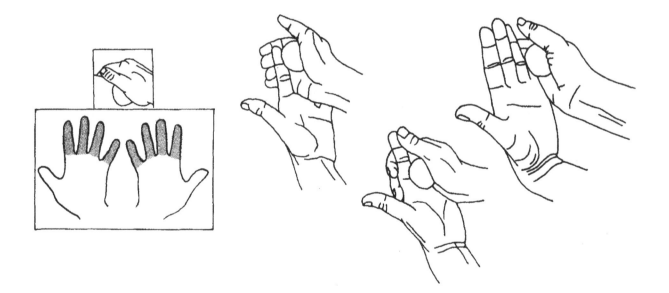

Con la mano de trabajo abocinada, coger la pelota de golf. El dedo que va a ser trabajado queda atrapado entre la pelota de golf y los dedos de la mano de trabajo. Rodar la pelota de golf sobre los dedos. Haga sucesivos pases hasta haber cubierto toda la longitud del dedo. El apalancamiento y la presión varían afirmando el agarre de la mano de trabajo.

Pase al dedo siguiente. Doble el dedo que va a trabajar dentro de la mano de trabajo y proceda como antes. Siga con los otros dedos.

(continúa)

(continuación)

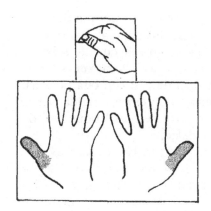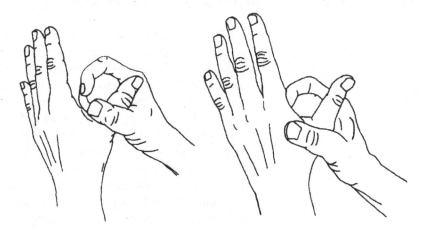

El pulgar presenta una situación diferente para la mano de trabajo. Sostenga la pelota de golf con los dos primeros dedos de la mano de trabajo. Coloque la pelota de golf sobre la superficie plana del pulgar. Coloque el pulgar de la mano de trabajo encima del pulgar de la mano trabajada. El pulgar sirve para crear apalancamiento y controlar la presión. Ahora que tiene ya una superficie de trabajo estable, mueva la mano de trabajo haciendo rodar la pelota a través del pulgar.

Cubra la longitud del pulgar con pases sucesivos. Incluya la punta del pulgar, la yema, las articulaciones y el eje del pulgar.

Variación: Trabaje igual que antes, pero mueva la mano que está siendo trabajada para que la pelota gire a través del pulgar.

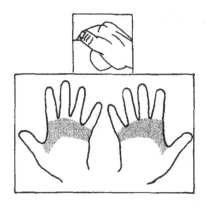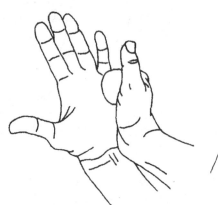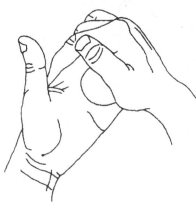

Con la mano de trabajo abocinada sujete la pelota de golf. Coloque los dedos de la mano de trabajo encima del dorso de la mano trabajada. Ruede la pelota de golf entre el hueco creado por las cabezas de los huesos metacarpianos. De esta manera, trabaje los dos huecos hacia el exterior de la mano.

Reflexología de las manos

Los dos huecos que quedan hacia el interior de la mano son difíciles de trabajar de una manera similar, porque se reduce la capacidad de ejercer presión y el nivel del apalancamiento al extender el alcance. Para contrarrestarlo, vuelva a colocar la mano de trabajo hacia el interior de la mano trabajada. Coja la pelota de golf en la mano de trabajo situando los dedos en la parte superior de la mano trabajada. Gire la pelota a través de los dos huecos.

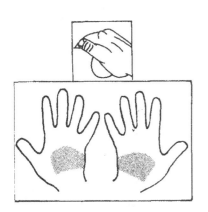 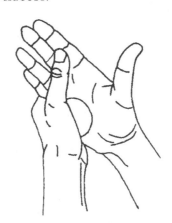 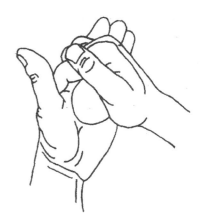

Coja la pelota de golf con la mano de trabajo. Hágala girar. Refuerce o suelte el agarre de la mano de trabajo para variar la presión.

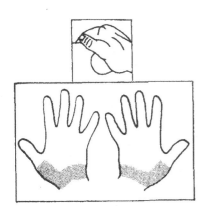 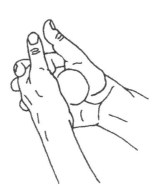 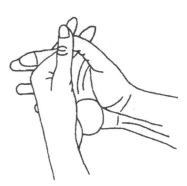

Entrelace los dedos de las dos manos como si estuviera rezando. Coloque la pelota de golf de forma que se sostenga entre los talones de las dos manos. Gire la pelota. Afirme o suelte el agarre de las manos para variar la presión.

(continúa)

(continuación)

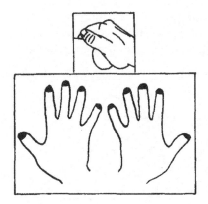 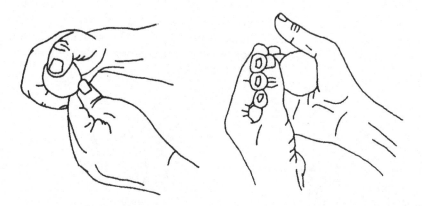

Coja la pelota de golf en la palma de la mano. Envuelva el pulgar con los dedos de la mano de trabajo, dejando atrapado el pulgar entre los dedos y la pelota. Refuerce o suelte el agarre de los dedos para variar la presión.

Coja la pelota de golf con dos dedos. Colóquela sobre la uña del dedo. Hágala girar de una parte a otra variando la presión con el agarre de los dedos.

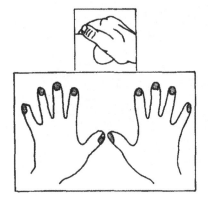 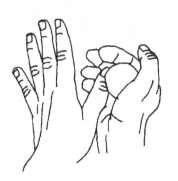 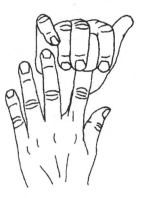

Coja la pelota de golf en los dedos. Envuelva el pulgar con los dedos de la mano de trabajo, dejándolo atrapado entre los dedos y la pelota. Refuerce o suelte el agarre de los dedos para variar la presión.

DIAGRAMA DE RESUMEN DE TECNICAS: REFLEXOLOGIA DE LA MANO

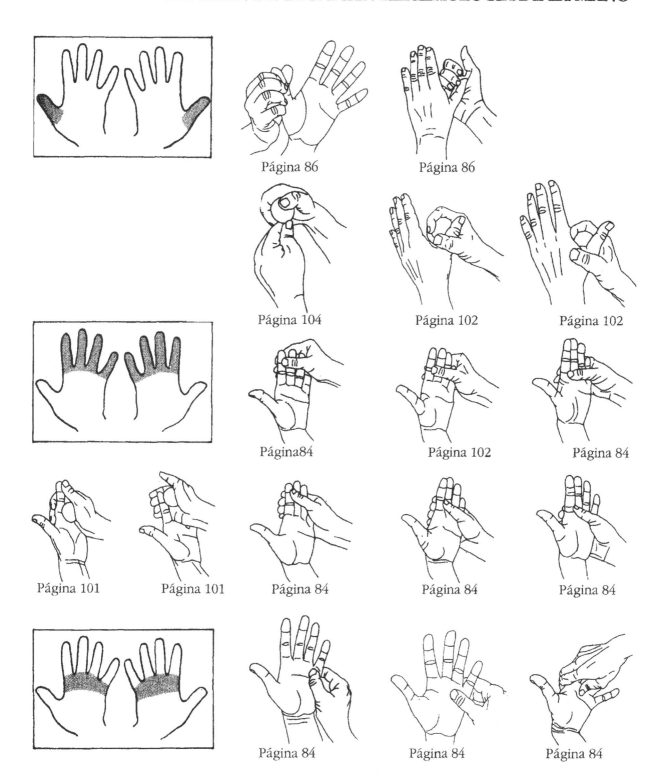

DIAGRAMA DE RESUMEN DE TECNICAS: REFLEXOLOGIA DE LA MANO

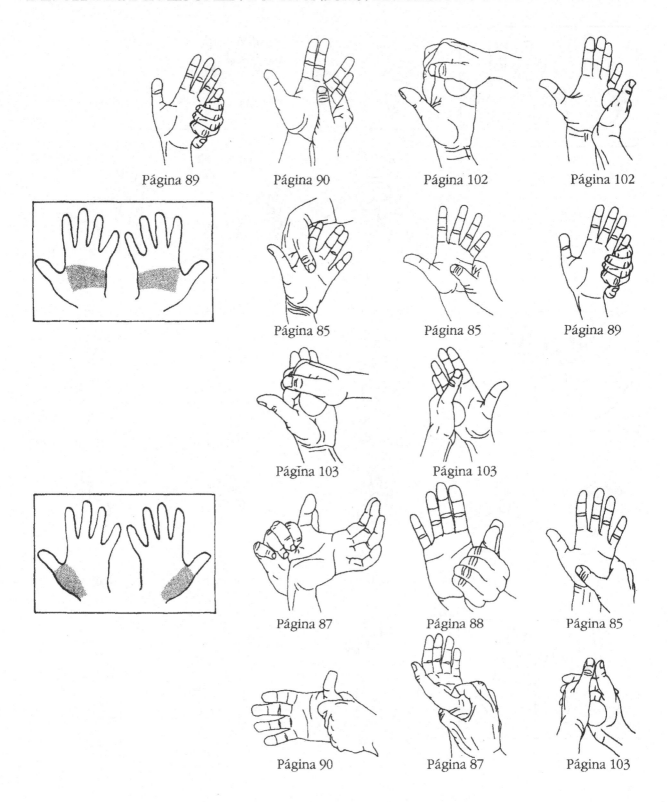

DIAGRAMA DE RESUMEN DE TECNICAS: REFLEXOLOGIA DE LA MANO

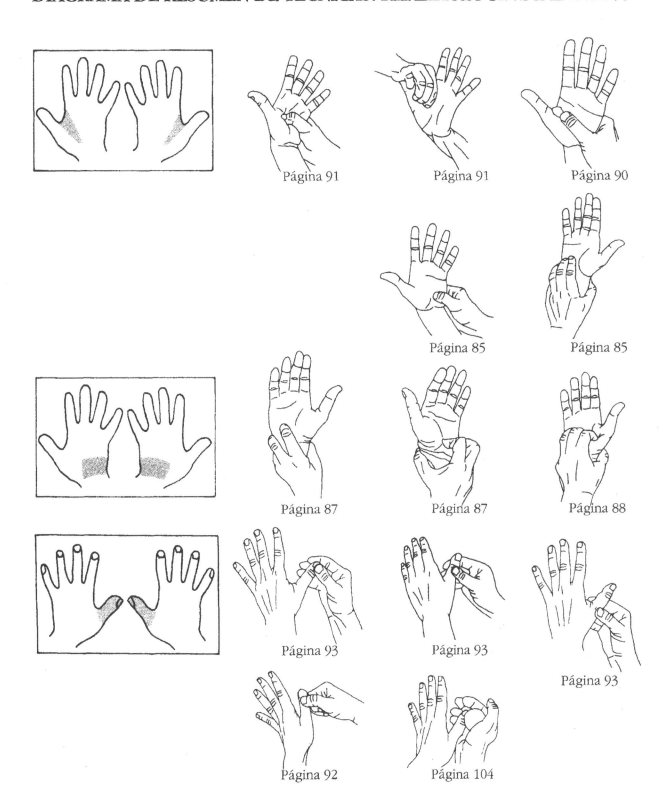

Reflexología de pies y manos

DIAGRAMA DE RESUMEN DE TECNICAS: REFLEXOLOGIA DE LA MANO

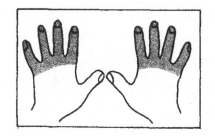

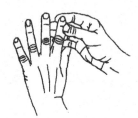
Página 93

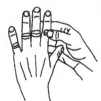
Página 93

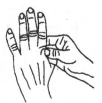
Página 93

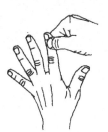
Página 92

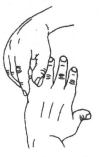
Página 96

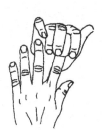
Página 104

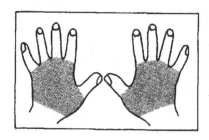

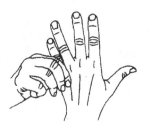
Página 94

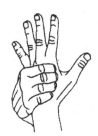
Página 95

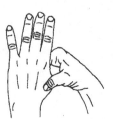
Página 92

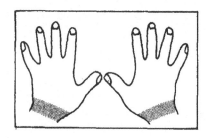

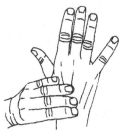
Página 94

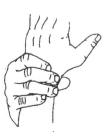
Página 98

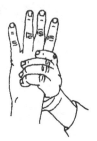
Página 94

Reproducción de la zancada

INTRODUCCION

La validez de la reflexología se ha fundamentado siempre en proporcionar las experiencias sensorias del tacto ligero, la presión profunda, la angulación de las articulaciones, estiramientos de músculos y tendones y tasa de estiramiento. Con la excepción del tacto ligero, se trata siempre de formas de comunicación necesarias para el movimiento. Para estimular todavía más la variedad de esta comunicación, hemos desarrollado una serie de técnicas a las que nos referimos con el nombre de *reproducción de la zancada*. Tal como implica esta frase, las técnicas reproducen algunas de las señales sensorias claves necesarias para caminar o estar de pie.

Las *técnicas de reproducción* de la zancada son un reconocimiento de dos elementos importantes del paso: (1) el movimiento direccional del pie, y (2) el soporte del peso. El papel del pie al caminar es el de cambiar la dirección mientras señala al cuerpo que cambie el peso como respuesta. La *reproducción de la zancada* reproduce las señales sensorias claves necesaris para caminar. Mediante estas técnicas, las señales clave se exageran. Se practican unos movimientos direccionales básicos extremos y el pie se relaja como respuesta.

Como cualquier otro órgano sensorio, el pie recibe información a través de la experiencia sensoria. Por ejemplo, el ojo es un órgano sensorio que procesa la luz como *bites* de información necesarios para la visión. En cuanto que órgano sensorio, el pie procesa el estiramiento y la presión como los *bites* de información necesarios para la locomoción. Cuando conducimos un coche, el hecho de ver una señal de *Stop* evoca una respuesta inconsciente consistente en llegar al pedal del freno con el pie. Se produce aquí una integración del ojo, que ve la señal de *stop,* y del pie, que adopta la respuesta apropiada. El movimiento es posible gracias a los paquetes organizados de información de los órganos sensorios. También el pie recoge paquetes de información necesarios para una actividad integrada. En este caso la actividad consiste en estar de pie o caminar. Pero no se trata de una tarea trivial. Puede conseguirse con facilidad sólo mediante la contracción y relajación de los grupos musculares específicos de todo el cuerpo. Para posibilitar la locomoción, estos grupos musculares responden secuencialmente. Las secuencias están señalizadas por un acontecimiento sensorio particular: la presión de la superficie sobre la que se camina, el ángulo percibido del terreno, el estiramiento del músculo como respuesta a la superfice y la velocidad con la que se encuentra esa superficie. La señal sensoria y la acción resultante de los grupos musculares se consideran como una fase del mecanismo de zancada. La adaptación a los zapatos y a las superficies modernas ha obligado a que el mecanismo de zancada se realice dentro de unas pautas limitadas.

El principio de una de esas fases es el golpe de talón. Cuando el talón golpea el suelo, comunica información a todo el cuerpo acerca de la posición del pie en relación con éste. Señala un momento del mecanismo de zancada en el que es necesario que el pie acepte el peso del cuerpo. Cada paso del pie requiere esta información.

DESCRIPCION DE UN PASO DEL PIE:

Golpe de talón: Los pies contactan primero con la superficie con un golpe de talón. El pie se encuentra en una posición flexible para el propósito de percibir lo que está bajo él. Específicamente, en el punto del golpe de talón, debe tomarse la decisión del ángulo en el que el pie debe encontrarse con el terreno. De esa manera se posibilitan los ajustes, por ejemplo, caminando a través de la arena cuesta arriba.

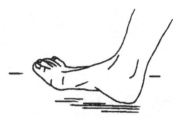

Talón sobre el suelo

Fase de postura: El cambio del peso del cuerpo del talón a la parte delantera del pie. La fase de postura se denomina así para hacer notar que, en este punto del paso, el cuerpo está sobre un pie, aceptando su peso total.

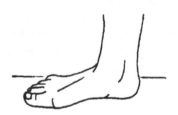

Pie plano sobre el suelo

Despegue de dedos: El impulso final de los dedos, cuando el pie abandona el suelo. En esta fase final de un paso, la parte delantera de la planta del pie y los dedos equilibran el peso del cuerpo sobre el suelo.

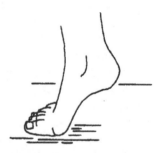

Parte delantera de la planta del pie sobre el suelo

«Un paso es un tropezón apresado en el tiempo.»
SIR CHARLES SHERRINGTON

La dirección y el soporte del peso son elementos importantes de un paso. Los cuatro movimientos direccionales de un paso son la dorsiflexión, inversión, eversión y plantarflexión. En un paso normal, el pie recorre estas cuatro direcciones. En nuestras actividades cotidianas no se necesitan movimientos como el de apuntar con el dedo del pie, rotar el tobillo o mover el pie de un lado a otro. El entorno restrictivo que produce el llevar zapatos y las superficies planas hace que los grupos musculares implicados en la locomoción se muevan dentro de gamas de movimiento limitadas. El resultado es una pérdida de práctica en la capacidad de sintonía del pie.

Reproducción de la zancada

ACENTUACION DE LOS MOVIMIENTOS DIRECCIONALES DEL PIE

Dirección guiada

Estos ejercicios mueven el pie a través de las fases direccionales de un paso.

Sentarse con un pie cruzado sobre la pierna opuesta. Utilizar la pierna opuesta (mano izquierda para el pie derecho, y viceversa) para coger los dedos y la parte delantera de la planta del pie. Utilizar el talón de la mano para doblar los dedos y el pie hacia atrás.

DORSIFLEXION

Envolver el pie con la mano. Al girar el pie, el talón de la mano ejerce una presión ascendente mientras los dedos tiran de él hacia abajo. La planta del pie estará ahora girada hacia usted.

EVERSION

Sentado con una pierna cruzada sobre la otra, coger los dedos y la parte delantera de la planta del pie. Los dedos descansan sobre la parte superior del pie mientras el talón de la mano empuja hacia abajo el pie y apunta hacia los dedos.

PLANTARFLEXION

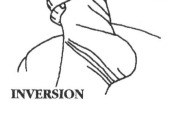

Envolver el pie con la mano. Los dedos envuelven el dedo pequeño del lado del pie. Tirar del borde exterior del pie hacia arriba con los dedos mientras con el talón de la mano empuja hacia abajo. Conseguirá un efecto máximo empujando la articulación del pie en la base del dedo gordo.

INVERSION

(continúa)

(continuación)

Trabajar contra una superficie

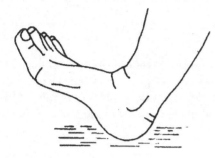

Mientras está sentado, coloque el talón sobre el suelo. Tire hacia atrás de los dedos. Utilizando el talón como punto de pibotaje, experimente y balancee el pie hacia atrás y hacia adelante, a un lado y a otro.

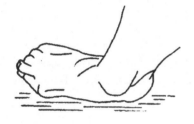

Colocar el borde interior del pie sobre el suelo. Experimentar y oscilar el pie hacia atrás y hacia adelante, de un lado a otro.

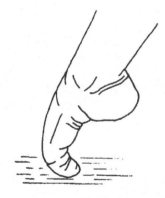

Colocar las puntas de los dedos sobre el suelo. Experimentar y oscilar el pie hacia detrás y hacia delante, de un lado a otro.

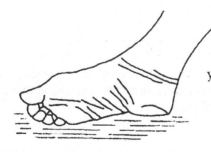

Colocar el borde exterior del pie sobre el suelo. Experimentar y balancear el pie hacia detrás y hacia delante, de un lado a otro.

Práctica de la rotación

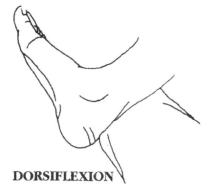
DORSIFLEXIÓN

Trazar un círculo en el aire con el dedo gordo. Hacer círculos con el pie en ambas direcciones, primero en una y luego en la otra. ¿Le fue difícil girar el tobillo? ¿En qué dirección le resultó más fácil el movimiento? ¿Fue completo el círculo? ¿Algunas partes del círculo son más difíciles que otras?

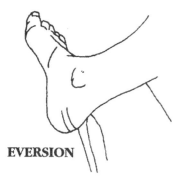
EVERSIÓN

Piense en el círculo trazado por el dedo gordo como la faz de un reloj con las 12, las 3, las 6 y las 9 como los cuatro movimientos direccionales básicos del pie. Con el dedo gordo en la posición de las 12, el pie se encuentra en dorsiflexión. El pie derecho está en eversión en la posición de las 3, en plantarflexión a las 6 y en inversión a las 9.

Trace un círculo en el aire con el dedo gordo. Observe qué parte del círculo era la más tensa. ¿Era la parte de las 12 hasta las 3? ¿De las 3 hasta las 6? ¿De las 6 hasta las 9? ¿De las 9 hasta las 12?

En el pie izquierdo, la dorsiflexión está en la posición de las 12, la inversión en las 3, la plantarflexión en las 6 y la eversión en las 9.

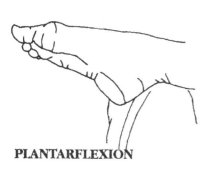
PLANTARFLEXIÓN

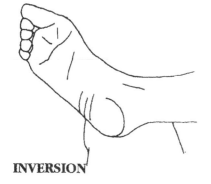
INVERSIÓN

Para practicar el movimiento, por ejemplo, en la posición de las 12 a las 3 del círculo, coger el pie tal como se ve en la ilustración de la dorsiflexión. Trazar un círculo en el aire. El dedo gordo esboza el círculo mientras la mano mueve el pie.

Otras porciones del círculo pueden practicarse de una manera similar, cambiando la posición de la mano guía tal como se ve en las otras ilustraciones direccionales.

Reflexología de pies y manos

VARIEDAD DE LAS SEÑALES SENSORIAS

Las técnicas del abocinado, el golpeteo ligero y la percusión se aplican a los pies para proporcionar una variedad de señales sensorias. El pie se coloca en una de las cuatro posiciones direccionales para mejorar la variedad.

ABOCINADO

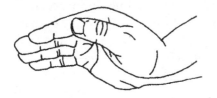

En el abocinado, la mano se curva dejando una bolsa de aire. Para empezar, abocine la mano como si fuera a coger la mano de un torrente. Para practicar la técnica, aplauda con las manos abocinadas. El sonido debe ser sordo.

Pruebe esta técnica en el pie. La mano debe conformarse a la superficie del pie para obtener el máximo efecto. Esto se consigue variando la curva de los dedos. Si el sonido de la técnica se parece más a un golpeteo y el pie se enrojece, es que la mano está demasiado abierta y los dedos no están suficientemente curvado. Aplique la técnica a las áreas indicadas (ver diagrama). El tobillo es un área clave para su aplicación.

GOLPETEO LIGERO

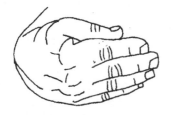

En esta técnica se contacta con el pie con el lado exterior del dedo meñique de la mano abierta y relajada. El efecto es como dar un golpe seco con un abanico cerrado sobre la rodilla. Todas las nervaduras del abanico golpean juntas. En el golpeteo ligero, los dedos de la mano golpean juntos. Para conseguir este efecto, los dedos deben estar relajados (y no rígidos, como en un golpe de karate).

Practique esta técnica en su muslo. Mantenga la mano abierta y los dedos relajados. ¿Puede oír que los dedos golpean juntos haciendo un sonido sordo? El objetivo de la técnica es conseguir un golpe rápido y rítmico, pero no fuerte. La fuerza podría producir lesiones o incomodidad.

El movimiento del brazo de trabajo es el mismo que se utiliza en la técnica de la percusión. El bíceps del brazo se flexiona y el brazo se gira, de forma que la parte exterior de la mano pueda contactar con el pie. Pero, a diferencia de la percusión, la mano está abierta y el contacto se hace con la parte exterior del dedo meñique. El codo es la única parte móvil del brazo de trabajo. El biceps permanece totalmente flexionado.

Aplique la técnica a las áreas indicadas en el pie.

PERCUSION

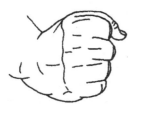

Cierre el puño sin apretarlo. El objetivo de la técnica es contactar con el borde exterior y acolchado de la mano sobre las áreas indicadas del pie (ver diagrama). El codo es la única parte móvil del brazo de trabajo. El bíceps permanece totalmente flexionado. Lleve el brazo derecho hacia el pecho y déjelo caer hacia delante, contactando con el área del pie. Establezca un movimiento rítmico. Procure no utilizar demasiada fuerza.

La fuerza no es tan importante como el estiramiento rápido del músculo. El tempo, que puede establecerse mediante la flexión del bíceps a lo largo de la técnica, tiene más importancia que la fuerza.

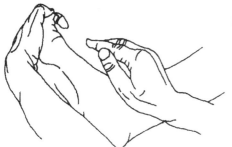 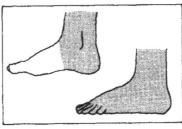 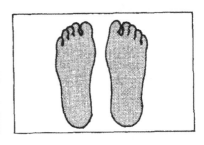

La técnica del *abocinado* se dirige al tobillo. El tobillo nos da importantes informaciones sobre su posición. Los informadores son los proprioceptores, que sienten la angulación de la articulación y el estiramiento de músculos y tendones. La habilidad de estos informadores no se utiliza plenamente si no hay "noticias", si determinados movimientos no se realizan nunca. Sin práctica, los movimientos más sutiles son cada vez más difíciles de ejecutar.

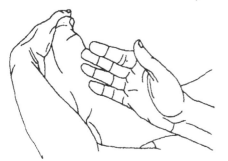 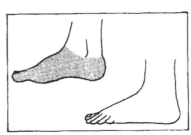 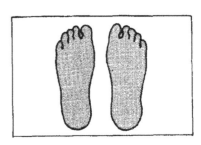

En la técnica del *golpeteo* ligero, el pie se lleva hacia atrás en su posición estirada. La aplicación del golpeteo repite el importante momento del caminar. El mensaje es de estiramiento extremo. La aplicación del golpeteo ligero y rápido señala al cerebro que se está produciendo un estiramiento extremo. En un esfuerzo por acomodarse a este movimiento, el cerebro señala a los grupos musculares implicados que amplíen la gama de movimiento. En esencia, la técnica es un intento de deshacer las pautas de demandas fijas experimentadas rutinariamente por el hecho de caminar sobre superficies planas.

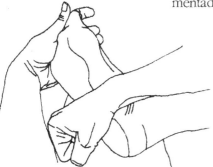 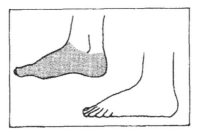 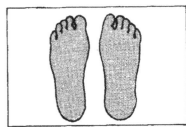

La *percusión* es la repetición de la información sensoria recibida por el pie cuando el talón y otras de sus partes golpean la superficie. Lo mismo que en el mecanismo real de la zancada, las entradas sensorias desencadenan una respuesta del cuerpo entero. La respuesta última es la de relajación.

VARIEDAD DE SEÑAL SENSORIA/Movimiento direccional del pie

Utilice la mano de sujeción para colocar el pie en una de las cuatro posiciones direccionales básicas. Elija una de las tres señales sensorias y aplíquela con la mano de trabajo.

Utilice el diagrama para explorar las posibilidades de dirección y señal sensoria.

Variación: Con la mano de trabajo, coger una pelota de tenis. Golpear la pelota suavemente sobre el pie para crear una señal sensoria.

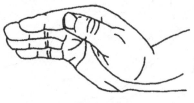

ABOCINADO

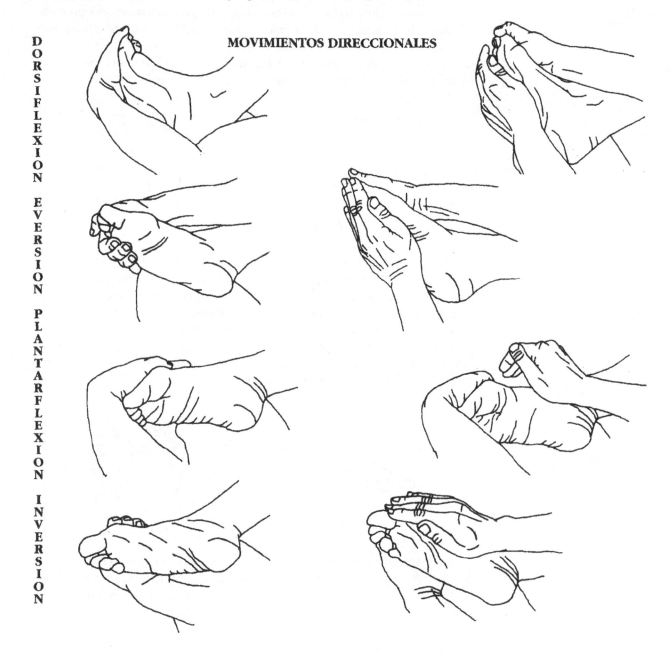

MOVIMIENTOS DIRECCIONALES

DORSIFLEXION EVERSION PLANTARFLEXION INVERSION

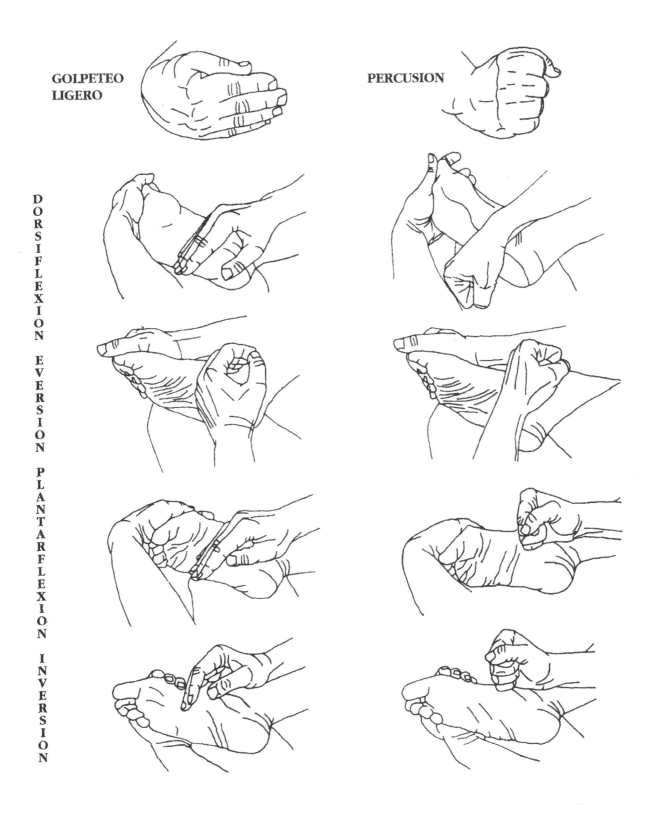

VARIACION DEL SOPORTE DEL PESO

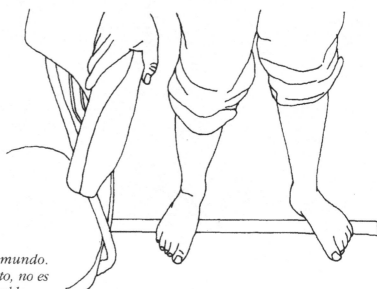

CAMINAR SOBRE PALO

Esta técnica no es para todo el mundo. Crea un gran desafío al pie y, por tanto, no es recomendable para los que tengan problemas de pie o la encuentren excesivamente dolorosa. El objetivo de la técnica es crear para el pie un terreno nuevo y desafiante. Utilice un palo de escoba, o cualquier otro semejante, para crear el efecto y desafiar a los músculos y ligamentos de la planta del pie.

Para empezar, comience con un palo de un tamaño más pequeño (unos cinco milímetros de diámetro). Como apoyo, cójase a un objeto inmóvil, como una silla. Si necesita una acolchamiento, ponga una esterilla o toalla encima del palo. Camine suavemente sobre él, sintiendo el efecto desde los talones hasta los dedos. Mantenga la posición, sintiendo la presión en diversas partes del pie. Camine sobre el mismo lugar, sintiendo la presión.

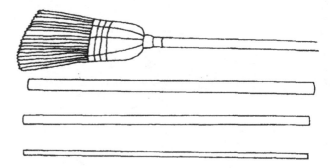

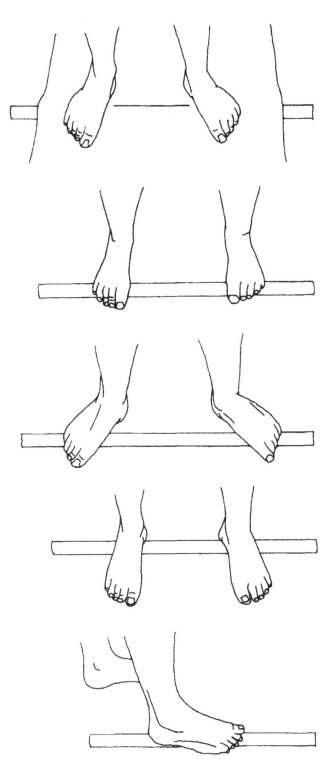

Puede intentar una variedad de modos de caminar, como caminar con las puntas de los dedos, o caminar con los dedos hacia fuera. También puede caminar a lo largo del palo. **No intente nunca esto sin apoyo**.

Dos áreas interesantes son el principio del talón y a lo largo del arco metatarsiano. La señal sensoria de presión profunda aplicada a la planta del pie produce un efecto en todo el cuerpo. La presión profunda señala que se necesita un ajuste de la posición corporal. Cuando camina por un terreno pedregoso, por ejemplo, se realizan ajustes continuos como respuesta a lo que se está pisando. La respuesta se da de acuerdo con el lugar de la presión en la planta del pie.

Caminar sobre arena puede ser el ejemplo más familiar de terreno que afecta al resto del cuerpo. Caminar pendiente arriba es otro ejemplo de que la posición del pie se acomoda al terreno, con ramificaciones por todo el cuerpo.

VARIAR EL SOPORTE DEL PESO

El objetivo de estas técnicas de soporte del peso es practicar una variedad de situaciones, desde la de estar de pie en descanso hasta las demandas de caminar por un terreno variado.

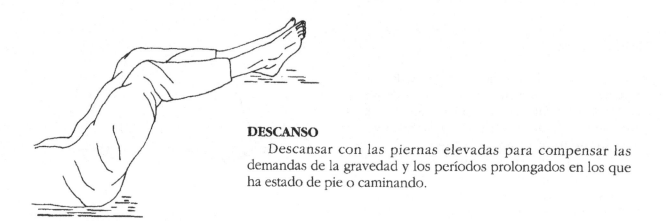

DESCANSO
Descansar con las piernas elevadas para compensar las demandas de la gravedad y los períodos prolongados en los que ha estado de pie o caminando.

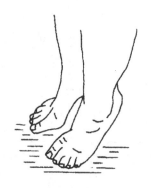

ELEVACION
Estando de pie, cójase a una silla para asegurar el equilibrio. Elévese sobre las puntas de los pies.

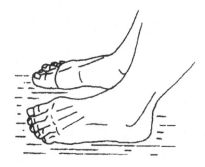

PRESION
Estando de pie o sentado, presione hacia el suelo con los dedos de los pies.

ACENTUAR EL MOVIMIENTO DIRECCIONAL DE LA MANO

Objetivo de la técnica es practicar los movimientos direccionales básicos de la mano. Estas direcciones son similares a las discutidas en relación con los pies.

Pueden practicarse una serie de movimientos direccionales de una manear similar a como lo hizo con los pies.

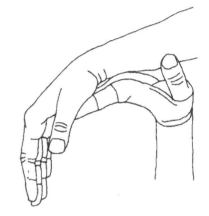

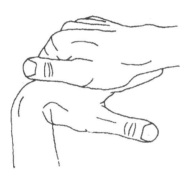

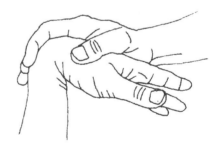

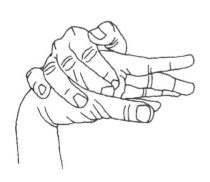

VARIEDAD DE SEÑAL SENSORIA

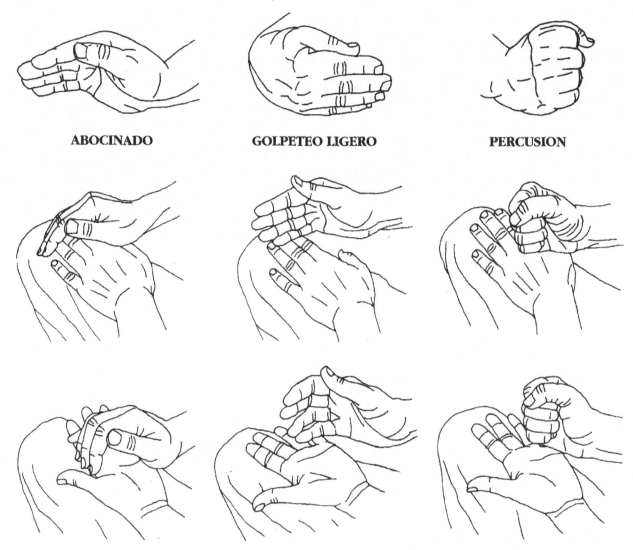

ABOCINADO **GOLPETEO LIGERO** **PERCUSION**

Descanse la mano sobre la pierna con la palma hacia arriba o hacia abajo. Elija una de las tres señales sensorias y aplíquela con la mano de trabajo.

Utilice el diagrama para explorar las señales sensorias tal como se aplican a la palma o dorso de la mano.

Variación: Sostener la mano en el aire. Con la mano de trabajo, aplicar la técnica de golpeteo ligero.

Variación: Con la mano de trabajo, coger una pelota de tenis. Golpearla suavemente sobre la otra mano.

DIAGRAMAS

Glosario de símbolos
Diagrama de técnicas

DIAGRAMAS DE REFLEXOLOGIA DEL PIE

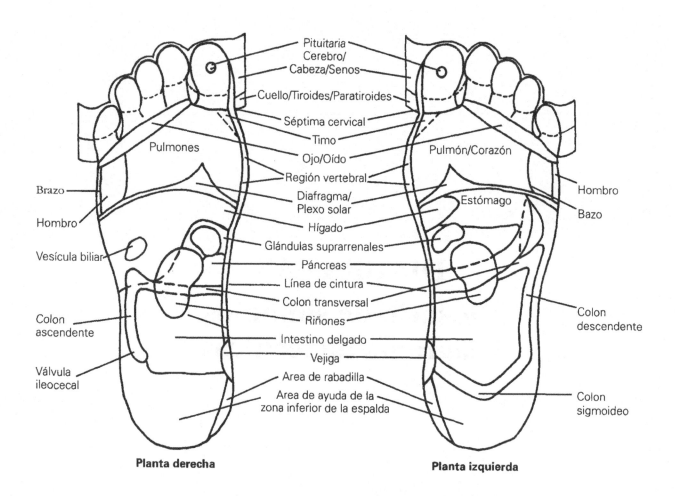

Planta derecha — **Planta izquierda**

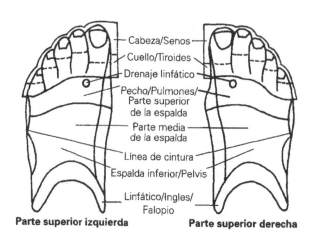

Parte superior izquierda — **Parte superior derecha**

DIAGRAMAS DE REFLEXOLOGIA DE LA MANO

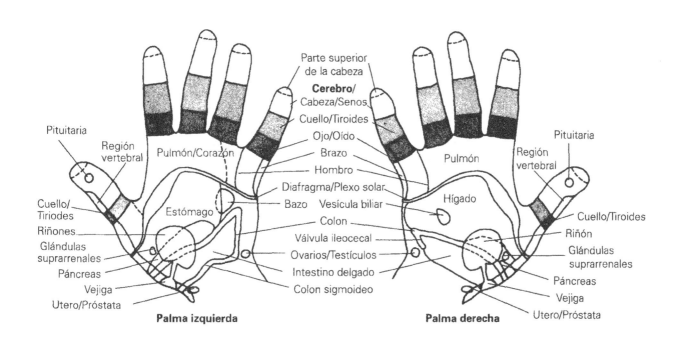

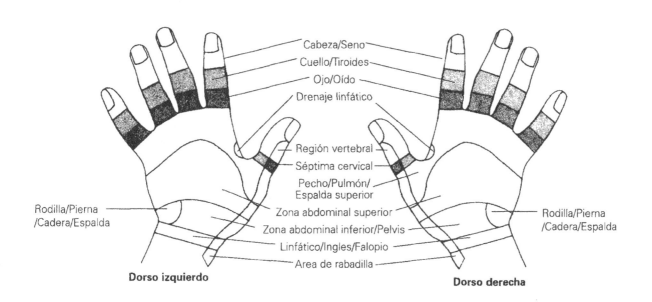

DIAGRAMAS DE REFLEXOLOGIA DE LOS PIES

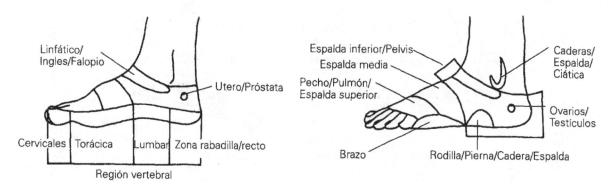

Lado interior pie derecho

Lado exterior izquierdo

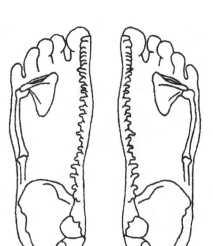

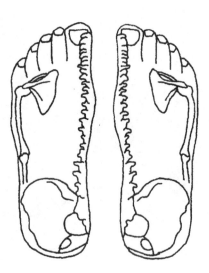

DIAGRAMAS ZONALES

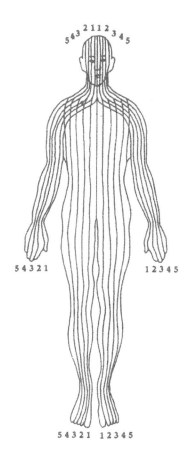

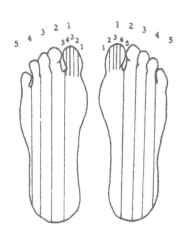

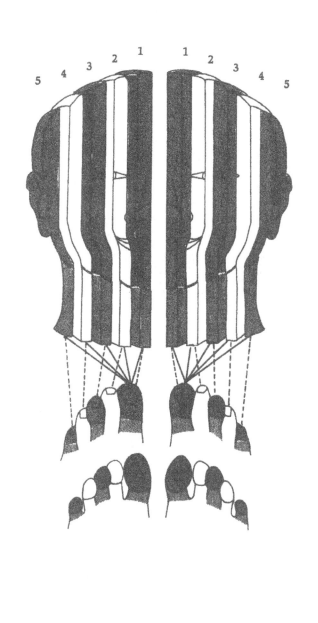

Reflexología de pies y manos

GLOSARIO DE SIMBOLOS: TECNICAS BASICAS

 Agarre con un solo dedo (página 41) 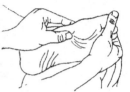 Caminar con el pulgar (página 46)

 Agarre con varios dedos (página 42) 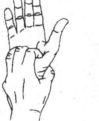 Caminar con dedos (página 47)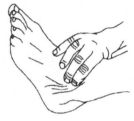

 El pellizco (página 42) 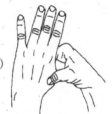 Caminar con varios dedos (página 47)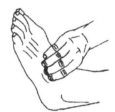

 Agarre directo (página 43) 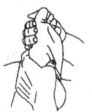 Pelota de golf (página 101)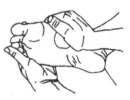

 Rotar sobre un punto con un dedo (página 44) 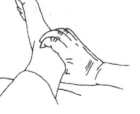 Rodillo de pie (página 76)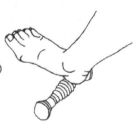

 Rotar sobre un punto con el pulgar (página 44)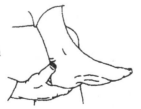

Diagramas

GLOSARIO DE SIMBOLOS: RELACIONES

Relaciones reiterativas

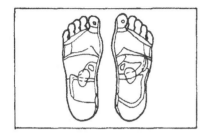 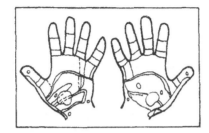

El reflejo del cuerpo entero en una de sus partes (ver página 26). Utilizar el diagrama para encontrar el área reiterativa de la mano o el pie correspondiente a cada parte corporal. Cualquier área de la mano o el pie es una representación simultánea del frente, la espalda y el interior del cuerpo. La mano o el pie derecho representan la mitad derecha del cuerpo, y la mano o el pie izquierdos la mitad izquierda del cuerpo.

Relaciones zonales

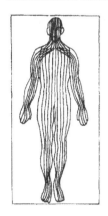

Diez líneas longitudinales iguales recorren el cuerpo (ver página 26.) Para utilizar la relación zonal, empezar por el área reiterativa de la mano o el pie o por la parte del cuerpo que nos interesa. Encontrar otras áreas de interés rastreando la zona en la que está la parte del cuerpo o el área reiterativa.

Relaciones de referencia

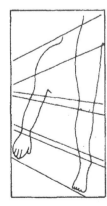

HOMBRO	—	CADERA
BRAZO SUPERIOR	—	MUSLO
CODO	—	RODILLA
ANTEBRAZO	—	PANTORRILLA
MUÑECA	—	TOBILLO
MANO	—	PIE
DEDOS DE LA MANO	—	DEDOS DEL PIE

Relacionar las zonas utilizando los miembros (ver página 26). Para utilizar la relación de referencia, ver el diagrama para encontrar el área de referencia del miembro correspondiente a la parte corporal de interés. Por ejemplo, la rodilla se relaciona con el codo mediante su relación de referencia.

GLOSARIO DE SIMBOLOS: RELACION

Utilice estas relaciones para seleccionar las áreas reiterativas en caso de que las necesite.

Relaciones de vecindad

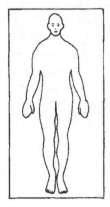

La unión del miembro con el tronco corporal forma una relación especial con las partes del miembro.
    Hombro: brazo, codo, muñeca, mano.
    Cadera: pierna, rodilla, tobillo, pie.

Relación de opuestos   Por causa del movimiento, las partes opuestas del cuerpo están relacionadas.
    Cuello: rabadilla.
    Cadera: hombro.

Relación de sistemas   Hay una relación entre las glándulas u órganos de un sistema.

SISTEMAS	ORGANOS o GLANDULAS
ENDOCRINO	Pituitaria, glándulas suprarrenales, páncreas, ovario/testículo, útero/próstata.
DIGESTIVO	Estómago, vesícula biliar, páncreas, intestino delgado, intestino grueso.
URINARIO	Riñones, tubos del uréter, vejiga.
REPRODUCTOR	Ovario, útero, tubos de Falopio (en el caso de la mujer). Testículos, próstata (en el caso del hombre).
NERVIOSO	Médula espinal, cerebro.
CIRCULATORIO	Corazón arterias, venas.
LINFATICO	Conductos linfáticos, bazo, timo.
RESPIRATORIO	Pulmones.

Diagramas de técnicas

REFLEXOLOGIA DE LA MANO/IMITACION DE LA ZANCADA

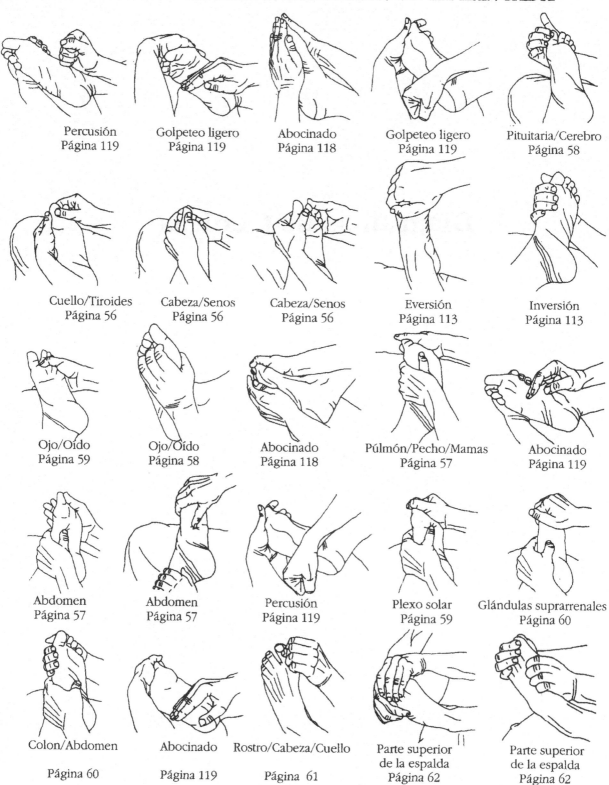

DIAGRAMAS DE PAUTA DE TECNICAS

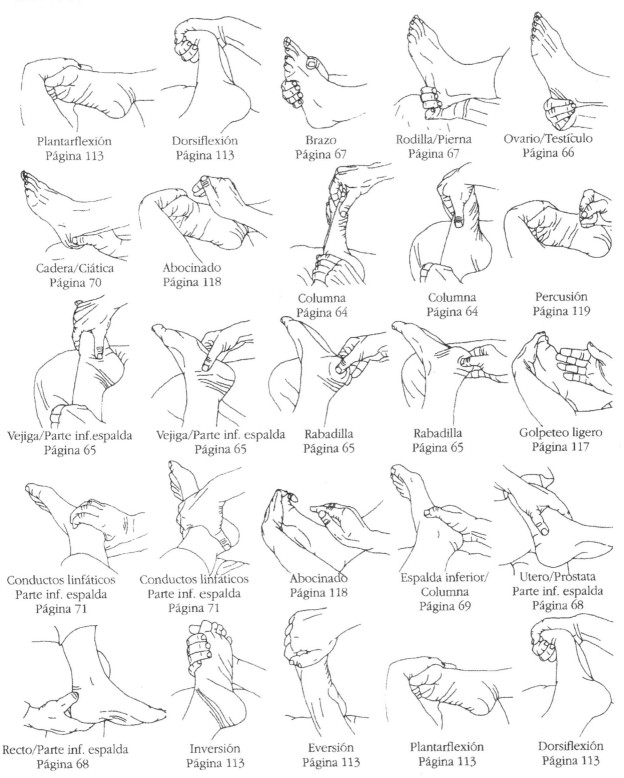

REFLEXOLOGIA DE LA MANO/MOVIMIENTO DIRECCIONAL

Para evitar la fatiga de la mano de trabajo, aplicar la técnica alternativamente, primero en una mano y luego en la otra.

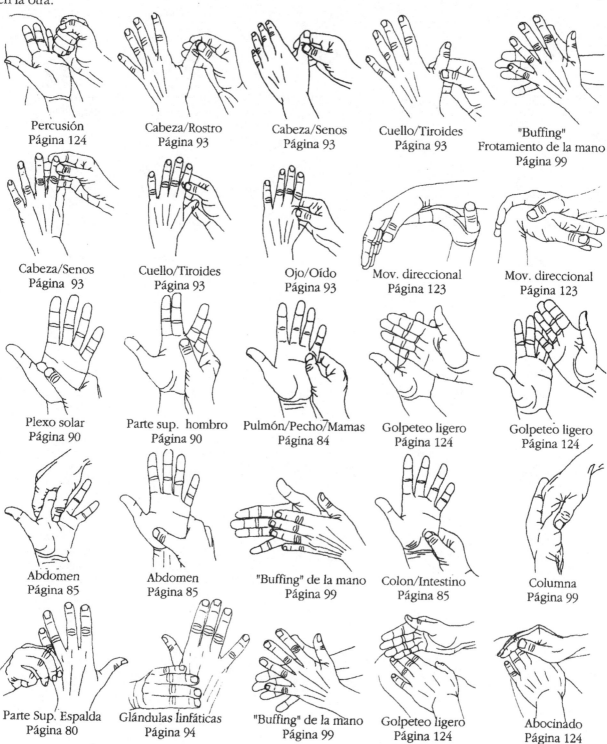

DIAGRAMA DE PAUTAS DE TECNICAS

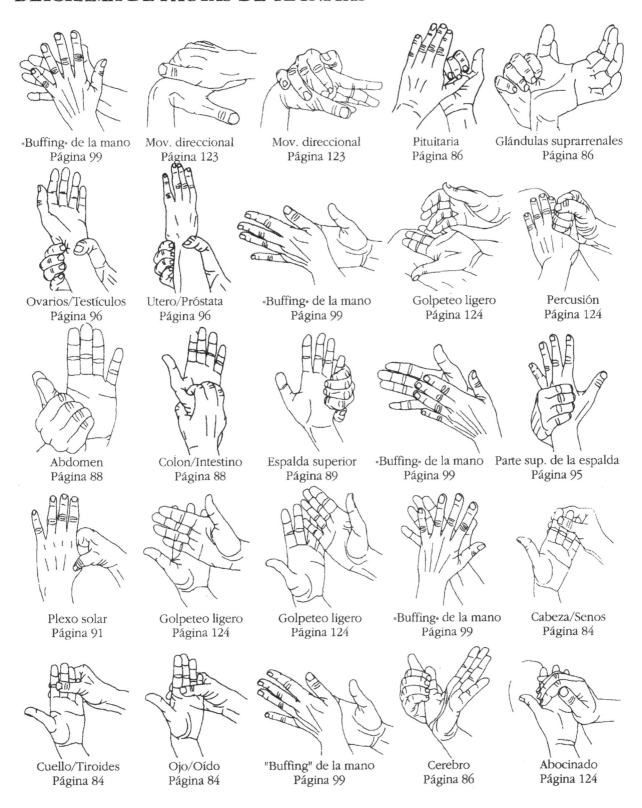

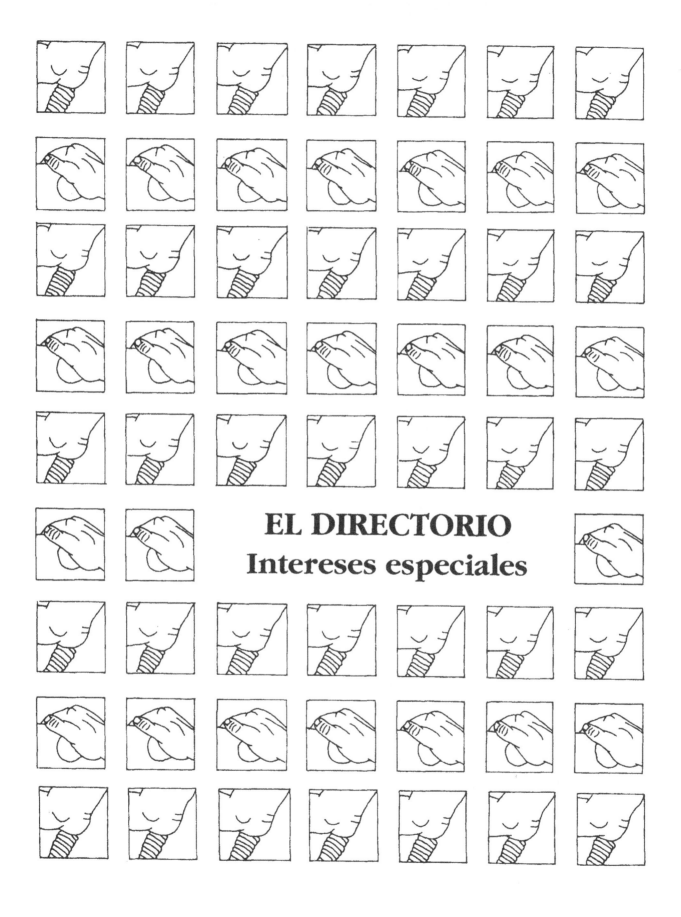

EL DIRECTORIO
Intereses especiales

COMO UTILIZAR LOS INTERESES ESPECIALES

Cada encabezamiento de esta sección proporciona una descripción general e ilustra las áreas reiterativas.

Para una referencia fácil y sencilla, acudir al primer bloque de información.

Para un examen más profundo, considerar la información completa.

El símbolo de la técnica representa la técnica básica que se aplica a un área reiterativa. El primer símbolo se refiere a la primera área reiterativa mostrada. El segundo símbolo se refiere a la siguiente área reiterativa.

Ver «Glosario de símbolos» en la página 129, pues incluye una lista con todos los símbolos de las técnicas.

El «Diagrama localizador» ilustra la localización de las áreas reiterativas. Para más información, ver «Diagramas» de la página 125.

Las ilustraciones de las áreas reiterativas proporcionan una referencia para mayor información. Para más información sobre una técnica específica o cualquier otra técnica que pueda aplicarse a un área reiterativa, consultar la sección de este capítulo titulada «Partes corporales».

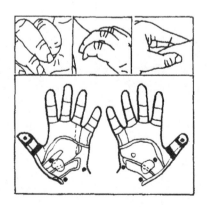

Glándulas suprarrenales, pituitaria/
Cerebro/Ovario/Testículo,
Utero/Próstata/Tiroides

El directorio

LISTA DE INTERESES ESPECIALES, POR PAGINAS

ACEDIA (152)
ACNE (142)
ALERGIA (142)
AMIGDALITIS (161)
APOPLEJIA (160)
ARTRITIS (143)
ASMA (143)

BRONQUITIS (144)
BURSITIS (144)

CALLOS (146)
CATARRO COMUN (145)
CIATICA (158)
CIRCULACION (mala) (145)
COLITIS (145)
CORAZON (151)

DESMAYO (149)
DIABETES (146)
DIVERTICULITIS (147)
DOLOR DE CABEZA (151)
DOLOR DE OIDOS (147)

ECCEMA (148)
EMBARAZO (157)
ENDURECIMIENTO DE LAS ARTERIAS (150)

ENFISEMA (148)
ENTUMECIMIENTO DE LOS DEDOS (156)
ESCLEROSIS MULTIPLE (155)
ESTERILIDAD (154)
ESTREÑIMIENTO (146)

FATIGA (149)
FIEBRE (149)
FIEBRE DEL HENO (151)
FLATULENCIA (150)
FLEBITIS (157)

GARGANTA DOLORIDA (159)
GOTA (180)

HEMORROIDES (152)
HERNIA HIATAL (152)
HERPES (158)
HIPOGLUCEMIA (153)
HISTERECTOMIA (153)

IMPOTENCIA (153)
INDIGESTION (154)
INFECCION RENAL (154)

MENOPAUSIA (155)
MENSTRUACION (Irregular o difícil) (155)

NEUMONIA (157)
OSTEOPOROSIS (157)

PARALISIS (156)
PIEL (159)
RUIDO EN LOS OIDOS (161)

SENOS (159)
SORIASIS (158)

TENDONITIS (160)
TENSION (160)
TENSION OCULAR (148)
TOBILLO (hinchado) (143)
TORCEDURA DE CUELLO (162)
TUMOR (161)

ULCERA (162)

VENAS VARICOSAS (162)
VERTIGO (147)

Dolores: generales del cuerpo (presión directa)

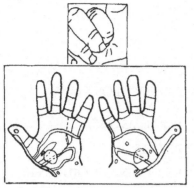
Relación reiterativa

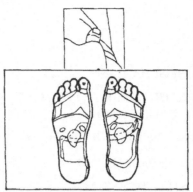
Relación reiterativa

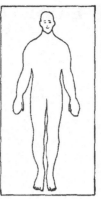
Relación de referencia

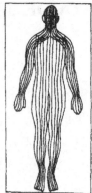
Relación zonal

Acné: Una reacción al estrés y los cambios hormonales de la adolescencia.

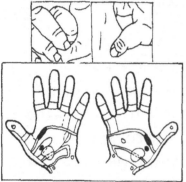
Glándulas suprarrenales, plexo solar

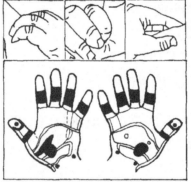
Utero/Próstata, ovario/ Testículo/Pituitaria, cerebro, páncreas/Tiroides, riñones

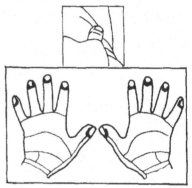
Rostro

Alergias: Un mal etiquetado de ciertos alimentos, pólenes y otros materiales como potenciales invasores del cuerpo.

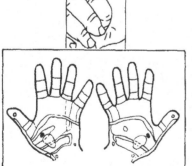
Glándulas suprarrenales

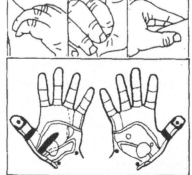
Utero/Próstata, ovario/ Testículo/Pituitaria, cerebro, páncreas/Tiroides

El directorio

Tobillo (hinchado, pero no por lesión): El fracaso del cuerpo para liberarse de líquidos por diversas razones.

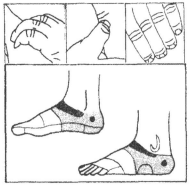
Sistema linfático, ovario inferior/Testículo, útero/Próstata

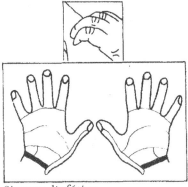
Sistema linfático

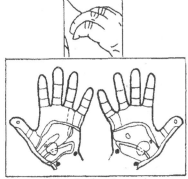
Ovario/Testículo, útero/Próstata

Artritis: Condición general del cuerpo relacionada habitualmente con la inflamación de una articulación.

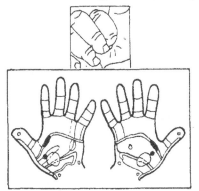
Glándulas suprarrenales, plexo solar

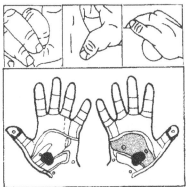
Cerebro/Riñón/Hígado

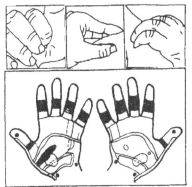
Pituitaria, páncreas/Tiroides/Útero/Próstata, ovario/Testículo

Asma: Una condición alérgica asociada con dificultades respiratorias.

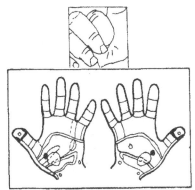
Glándulas suprarrenales, cerebro

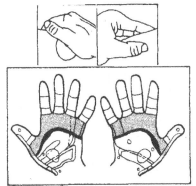
Pulmones, plexo solar

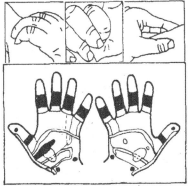
Útero, próstata, ovario/Testículo/Páncreas, pituitaria/Tiroides

Bronquitis: Inflamación de los bronquios pulmonares.

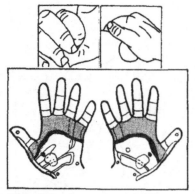
Glándulas suprarrenales/
Pulmones, plexo solar

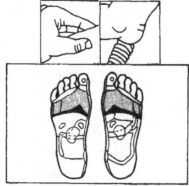
Pulmones, plexo solar

Juanete: Inflamación de la articulación de la base del dedo gordo por irritación de la articulación como respuesta a la adaptación a la zancada.

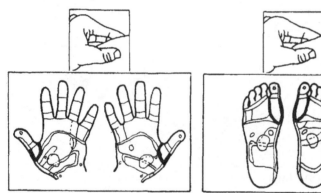
Relación reiterativa

Bursitis: Inflamación del saco de tejidos blandos que está entre las articulaciones.

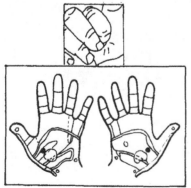
Glándulas suprarrenales

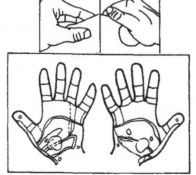
Relación reiterativa

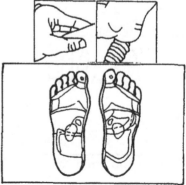
Relación reiterativa

El directorio

Circulación (mala): Interrupción de la fluencia sanguínea o de otros líquidos corporales.

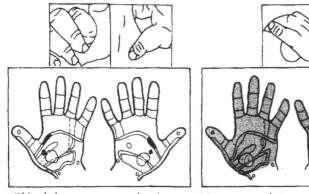 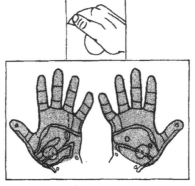 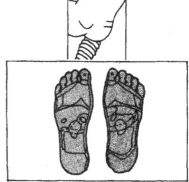

Glándulas suprarrenales/ Plexo solar   Mano completa   Pie completo

Colitis: Una inflamación del colon.

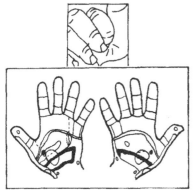 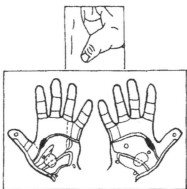 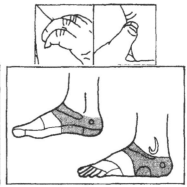

Glándulas suprarrenales, colon   Plexo solar   Area inferior de la espalda

Catarro común: Inflamación de las membranas mucosas de nariz y garganta.

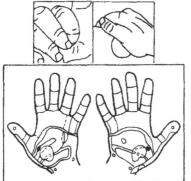 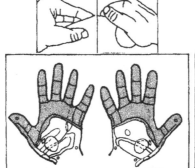 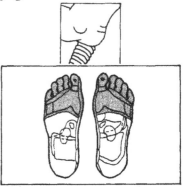

Glándulas suprarrenales   Cabeza, garganta o pecho   Cabeza, garganta o pecho

Estreñimiento: Una condición vulnerable a los efectos secundarios de la tensión y el estrés en el área inferior de la espalda.

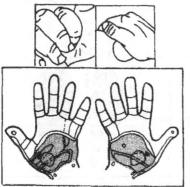
Glándulas suprarrenales/
Sistema digestivo

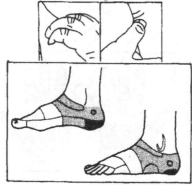
Area inferior de la espalda,
rabadilla

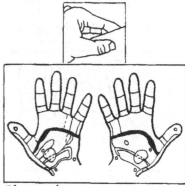
Plexo solar

Callos: Un espesamiento de la piel como respuesta a la fricción o presión. Además, un callo es una irritación en la terminación nerviosa.

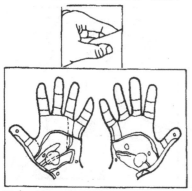
Relación reiterativa

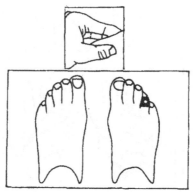

Diabetes: La incapacidad de quemar los azúcares (hidratos de carbono) que se han consumido.

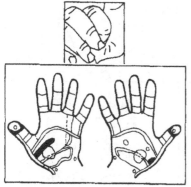
Páncreas, cerebro

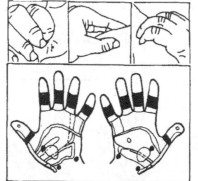
Glándulas suprarrenales/Tiroides/
Ovarios/testículos, útero/
Próstata

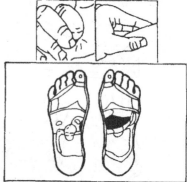
Páncreas

Diverticulitis: Una inflamación del colon.

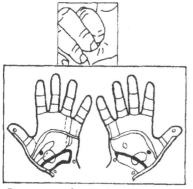
Suprarrenales/colon

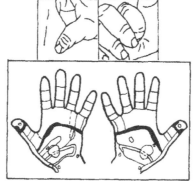
Plexo solar/cerebro

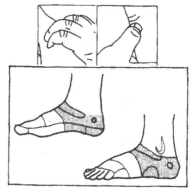
Area inferior de la espalda

Vertigo: Una pérdida temporal del equilibrio.

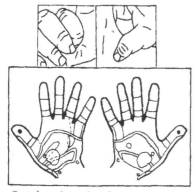
Cerebro/Ojo/Oído

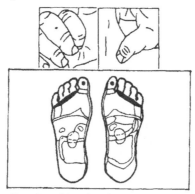
Cerebro/Ojo/Oído

Dolor de oídos: Infección del oído interior.

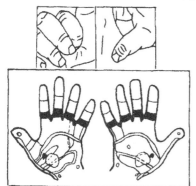
Suprarrenal/Ojo/Oído

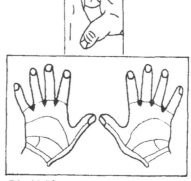
Ojo/Oído

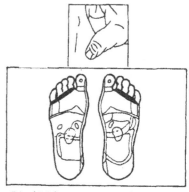
Ojo/Oído

Eccema: Sequedad extrema de la pie.

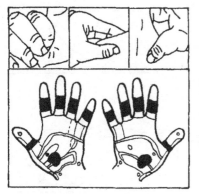
Suprarrenales/Tiroides/ Riñones

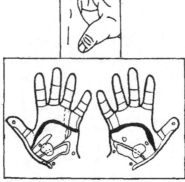
Plexo solar

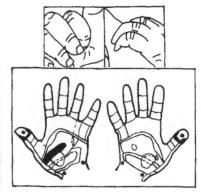
Cerebro, pituitaria, páncreas /Utero/Próstata, ovario/ Testículo

Enfisema: Falta de aliento por condición pulmonar crónica.

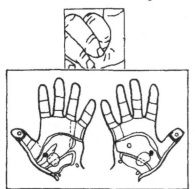
Cerebro, glandulas suprarrenales

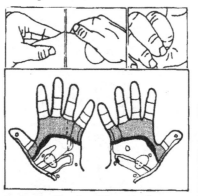
Pulmón/Pecho/Plexo solar /Válvula ileocecal

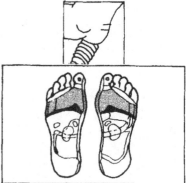
Pulmón/Pecho/Plexo solar, válvula ileocecal

Tensión ocular: Una respuesta a factores ocupacionales, recreativos o ambientales.

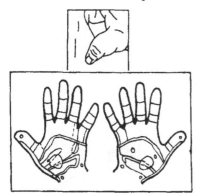
Ojo/Oído

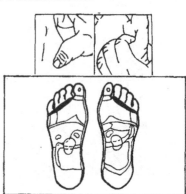
Ojo/Oído

El directorio

Desmayo: Una pérdida temporal de la conciencia.

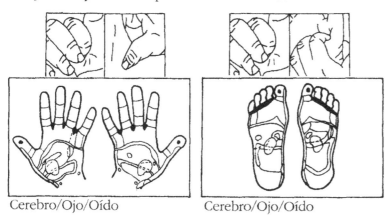

Cerebro/Ojo/Oído   Cerebro/Ojo/Oído

Fatiga: Cansancio debido al exceso de trabajo.

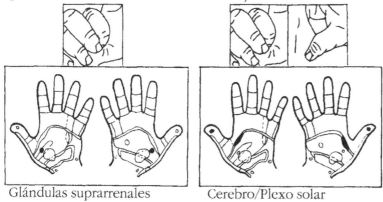

Glándulas suprarrenales   Cerebro/Plexo solar

Fiebre: Una elevación de la temperatura corporal relacionada con una infección.

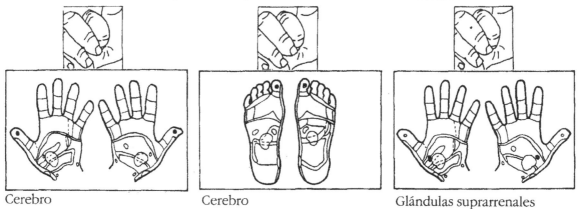

Cerebro   Cerebro   Glándulas suprarrenales

Flatulencia: Acumulación excesiva de gas.

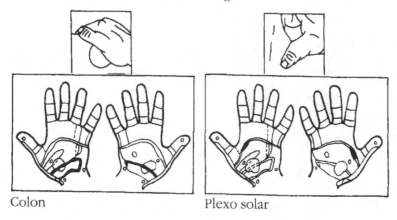

Colon · Plexo solar

Gota: Exceso del ácido úrico de la sangre que produce una inflamación alrededor de una articulación.

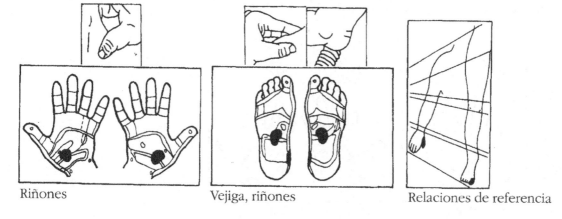

Riñones · Vejiga, riñones · Relaciones de referencia

Endurecimiento de las arterias: Bloqueo de las arterias.

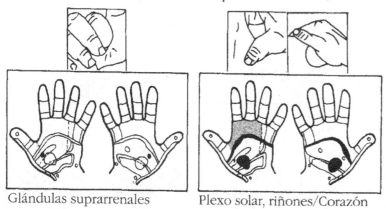

Glándulas suprarrenales · Plexo solar, riñones/Corazón · Cerebro, pituitaria, páncreas/Tiroides/Utero/Próstata, ovario/Testículo

El directorio

Fiebre del heno: Condición alérgica estacional debida primordialmente a los pólenes.

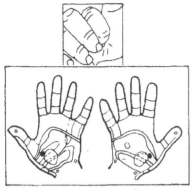
Glándulas suprarrenales

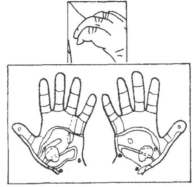
Utero/Próstata, ovario/Testículo

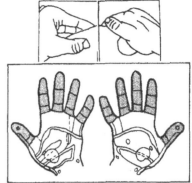
Cabeza/Cuello/Senos

Dolor de cabeza: Una respuesta a las condiciones físicas, estrés y/o ciertos medicamentos.

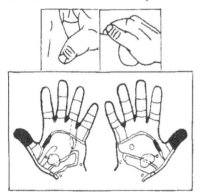
Plexo solar, ojo/Oído, cabeza

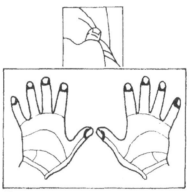
Rostro

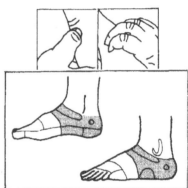
Area inferior de la espalda

Corazón: Problemas relacionados con el músculo cardiaco.

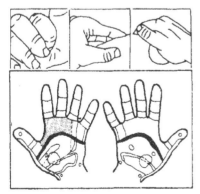
Corazón, plexo solar, cerebro, glándulas suprarrenales, colon sigmoideo

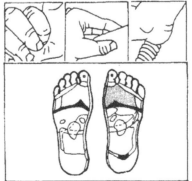
Corazón, plexo solar, colon sigmoideo

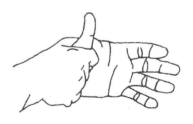

Acedía: Los ácidos estomacales fluyen hacia atrás, hasta el esófago.

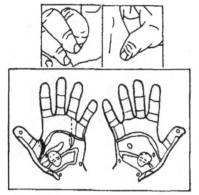
Plexo solar

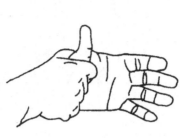

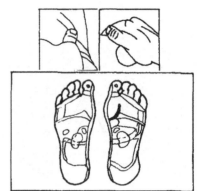
Plexo solar

Hemorroides: Venas varicosas en el recto.

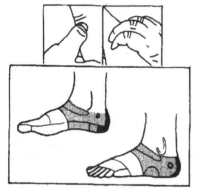
Recto, espalda inferior

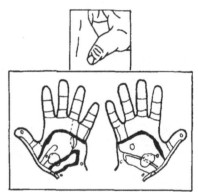
Colon/Plexo solar

Hernia hiatal: Hernia del diafragma.

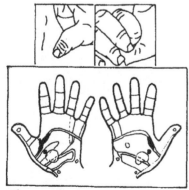
Plexo solar/
Glándulas suprarrenales

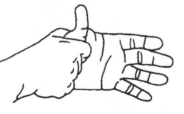
Plexo solar,
glándulas suprarrenales

El directorio

Hipoglucemia: Insuficiencia de azúcar en sangre.

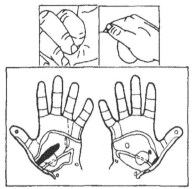
Páncreas, glándulas suprarrenales

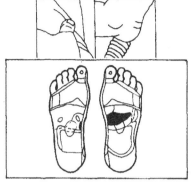
Páncreas

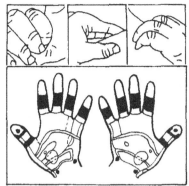
Cerebro, pituitaria/Tiroides/ Ovario/Testículo, utero/ Próstata

Histerectomía: Eliminación quirúrgica del útero.

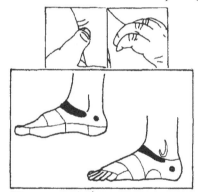
Utero, ovario/ Trompas de Falopio

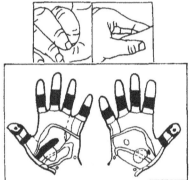
Glándulas suprarrenales, pituitaria, cerebro, páncreas/Cerebro

Impotencia: Incapacidad de actuar sexualmente.

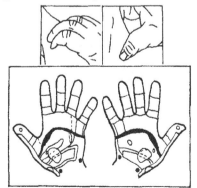
Ovario/Testículo, útero/ Próstata/Plexo solar

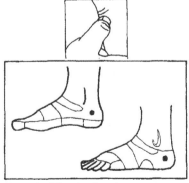
Ovario/Testículo, útero, próstata

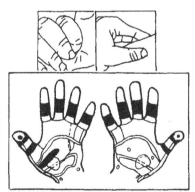
Cerebro, pituitaria, páncreas/ Tiroides

Indigestión: Sensación de incomodidad causada por la digestión.

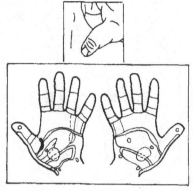
Plexo solar

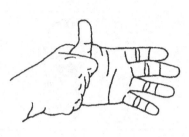
Estómago, colon, intestino delgado

Esterilidad: Incapacidad de concebir.

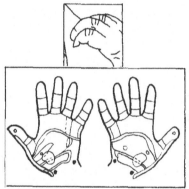
Utero/Próstata, ovario/ Testículo

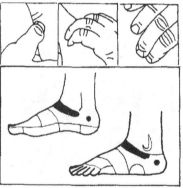
Utero/Próstata, ovario/ Testículo/ Trompas de Falopio

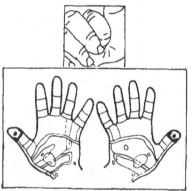
Cerebro, pituitaria

Infección renal: Infección de los riñones y el tracto urinario.

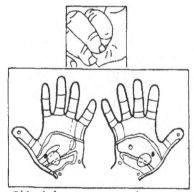
Glándulas suprarrenales

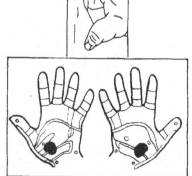
Riñones

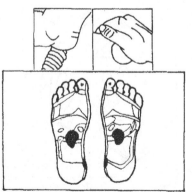
Vejiga/Riñones

Menopausia: Un cambio vital en la mujer.

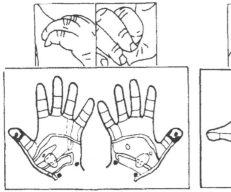
Utero, ovario/Cerebro

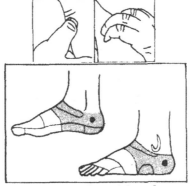
Utero, ovario/Espalda inferior

Menstruación (irregular o difícil): Descarga periódica de la mujer en edad de concebir.

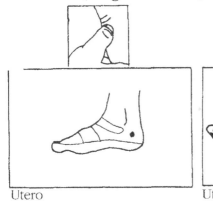
Utero

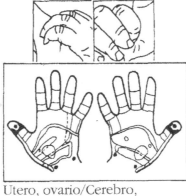
Utero, ovario/Cerebro, pituitaria

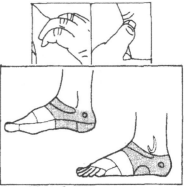
Espalda inferior

Esclerosis múltiple: Una enfermedad crónica del sistema nervioso central.

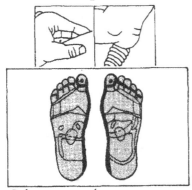
Columna, cerebro

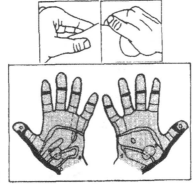
Columna, cerebro

Entumecimiento de los dedos: Sensaciones anormales en la mano y/o dedos.

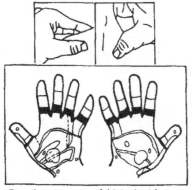 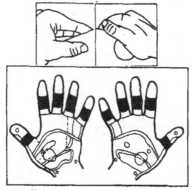 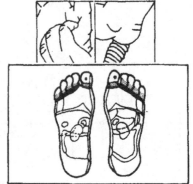

Septima cervical/Ojo/Oído   Cuello   Ojo/Oído/Cuello, séptima cervical

Osteoporosis: Disminución y debilitamiento de los huesos.

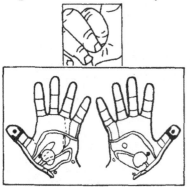 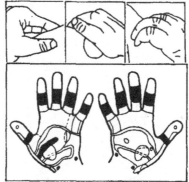

Pituitaria, cerebro, glándulas suprarrenales

Tiroides/Paratiroides, páncreas/Utero/Próstata, ovario/Testículo

Parálisis: Pérdida del movimiento voluntario.

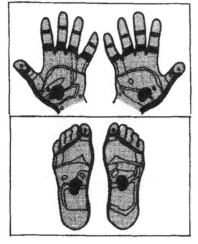 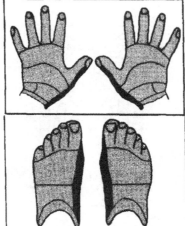

Columna, cabeza, ojo/Oído, cerebro, cuello/Riñones, vejiga, mano completa

Columna, cabeza, ojo/Oído, cerebro, cuello/Riñones, vejiga, pie entero

El directorio

Flebitis: Inflamación debida habitualmente al bloqueo de una vena.

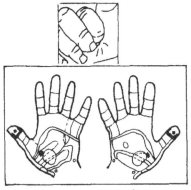 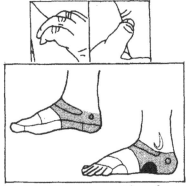 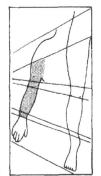

Glándulas suprarrenales, cerebro | Rodilla/Pierna, espalda inferior | Relación de referencia

Neumonía: Inflamación de los pulmones.

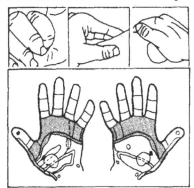 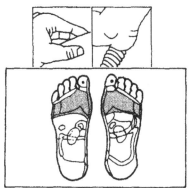 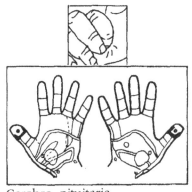

Glándulas suprarrenales/ Pulmones | Pulmones | Cerebro, pituitaria

Embarazo:

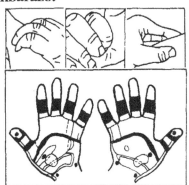 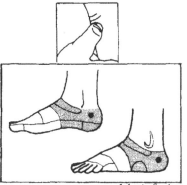 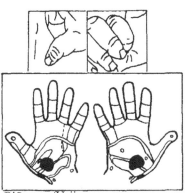

Plexo solar/Utero, ovarios/Cerebro, pituitaria, glándulas suprarrenales, páncreas/Tiroides | Utero, ovarios, espalda inferior | Riñones/Vejiga

Soriasis: Trastorno de la capa exterior de la piel.

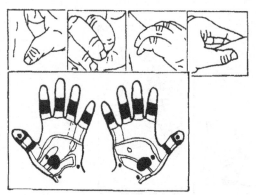
Riñones/Cerebro, pituitaria, páncreas/Tiroides/Utero/ próstata, ovario/Testículo

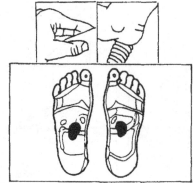
Riñones

Ciática: Dolor persistente del nervio ciático, el más grande del cuerpo

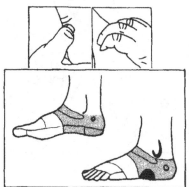
Ciática, espalda inferior

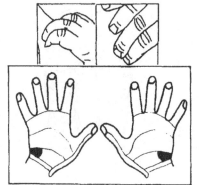
Ciática, espalda inferior

Herpes: Un virus que afecta a los nervios sensorios y produce una condición de la piel en el área servida por ese nervio.

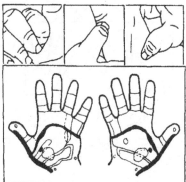
Glándulas suprarrenales/Columna/Plexo solar

El directorio

Senos: Cavidades de la cabeza que pueden bloquearse por el exceso de mucosidad.

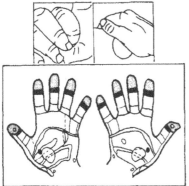
Glándulas suprarrenales/Senos, cabeza, rostro

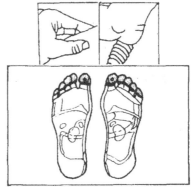
Senos, cabeza, rostro

Piel: El órgano más grande del cuerpo.

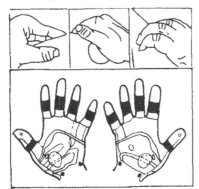
Tiroides/Utero/Próstata, ovario/Testículo

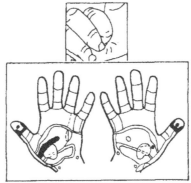
Cerebro, pituitaria, suprarrenales

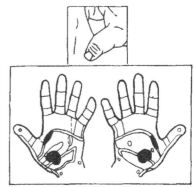
Plexo solar, riñones

Garganta dolorida: Inflamación de la garganta.

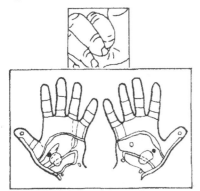
Glándulas suprarrenales

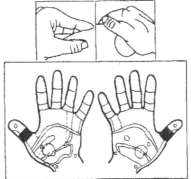
Garganta

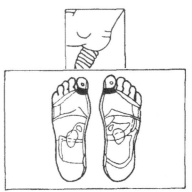
Garganta

Reflexología de pies y manos

Apoplejía: Hemorragia de un vaso sanguíneo del cerebro.

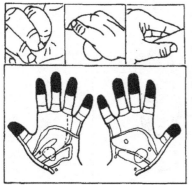
Cerebro, cabeza

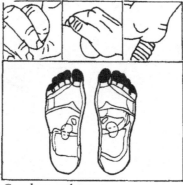
Cerebro, cabeza

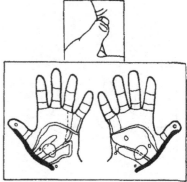
Columna

Tendonitis: Inflamación de un tendón.

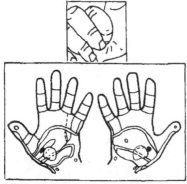
Glándulas suprarrenales
Ver también TEORIA, relaciones de referencia, relaciones zonales, relaciones reiterativas.

Tensión: Incomodidad de la totalidad del cuerpo o una de sus partes como consecuencia de una demanda excesiva.

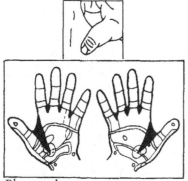
Plexo solar, parte superior de los hombros

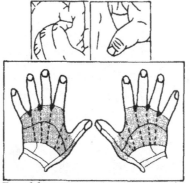
Espalda superior/Parte superior de los hombros

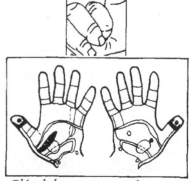
Glándulas suprarrenales, cerebro, pituitaria, páncreas

El directorio

Ruido en los oídos: Un ruido en los oídos debido a varias causas

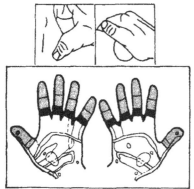
Ojo/Oído/Cabeza, cuello, senos

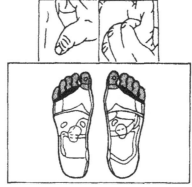
Ojo/Oído/cabeza, cuello, senos

Amigdalitis: Inflamación de las glándulas linfáticas de la garganta.

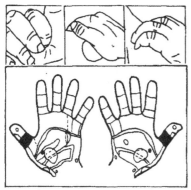
Glándulas suprarrenales/ Garganta

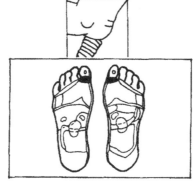
Garganta

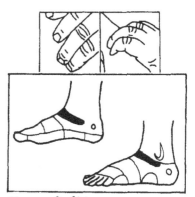
Sistema linfático

Tumor: Crecimiento de los tejidos sin propósito alguno.

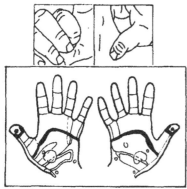
Cerebro, pituitaria/Plexo solar

Véase también TEORIA, relaciones reiterativas, relaciones de referencia, relaciones zonales.

Venas varicosas: Hinchazón anormal de las venas, usualmente de las piernas.

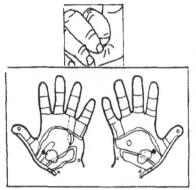
Glándulas suprarrenales

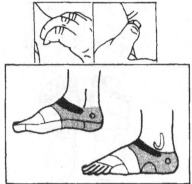
Sistema linfático/Espalda inferior

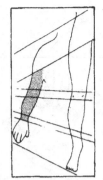
Relación de referencia

Ulcera: Una ruptura de la piel o membrana mucosa.

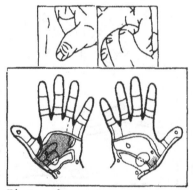
Plexo solar, parte superior de los hombros/Estómago

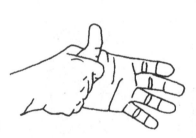
Plexo solar, estómago

Torcedura de cuello: Torcedura de los músculos y tendones de la parte posterior del cuello causada por un trauma.

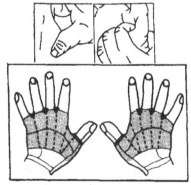
Parte superior de los hombros, plexo solar/Parte superior de la espalda

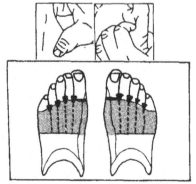
Parte superior de los hombros/Parte superior de la espalda

PARTES CORPORALES

COMO UTILIZAR LAS PARTES CORPORALES

Cada encabezamiento de esta sección proporciona la localización de un área reiterativa y una elección de técnicas con las que trabajar. Las relaciones relevantes al área reiterativa se indican bajo el encabezamiento de «nueva ayuda».

Para una referencia rápida, utilizar el diagrama localizador y elegir una técnica para trabajar.

Para un enfoque más profundo, considerar todas las técnicas y la «nueva ayuda» como material para la posterior aplicación y estudio.

Cada símbolo de técnica representa una técnica básica cuya aplicación específica se sugiere en las ilustraciones. Quizá desee consultar también el "Glosario de símbolos" de la página 129, pues incluye una lista con todos los símbolos de técnicas básicas, con referencia a la página en la que aparecen las instrucciones de dicha técnica.

Cada diagrama localizador ilustra el lugar del área reiterativa relevante a esa parte corporal. Para más información, ver «Diagramas» en la página 125.

Las técnicas ilustradas ofrecen una selección, incluyendo aquellas que son rápidas de realizar, fáciles de aprender, apropiadas a una variedad de posiciones y/o como parte de un enfoque más profundo. Para revisar la técnica, se incluye una referencia al número de página.

La «Nueva ayuda» muestra las relaciones corporales de esa parte del cuerpo. Puede utilizarse una o combinarse todas. Las relaciones potenciales son: Sistemas, Zonal, Referencia, Vecinos y Opuestos. Véase el «Glosario de símbolos» en la página 130 para más información.

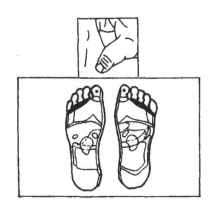

Partes corporales

LISTA DE LAS PARTES CORPORALES POR PAGINAS

BAZO (214)

BRAZO (168)

CABEZA (182)

CADERA/CIATICA (186)

CEREBRO (171)

CODO (176)

COLON/ (172)
    Intestino delgado
    Válvula ileocecal
    Colon sigmoideo
    Recto

COLUMNA VERTEBRAL (207)
    Séptima cervical del cuello
    Entre los hombros
    Espalda media
    Espalda inferior
    Rabadilla

CORAZON (184)

DIENTES (218)

ESTOMAGO (216)

GLANDULAS SUPRARRENALES (166)

HIGADO (191)

HOMBRO (201)

MUÑECA (222)

OJO/OIDO (177)

OVARIO/TESTICULO (197)

PANCREAS (198)

PITUITARIA (200)

PLEXO SOLAR (204)

PULMON/PECHO/MAMAS (200)

RIÑONES (188)

RODILLA/PIERNA (189)

ROSTRO (179)

SISTEMA LINFATICO (195)

SENOS NASALES (203)

TIROIDES/PARATIROIDES (219)

TOBILLO (167)

UTERO/PROSTATA (220)

VEJIGA (170)

VESICULA BILIAR (180)

GLANDULAS SUPRARRENALES

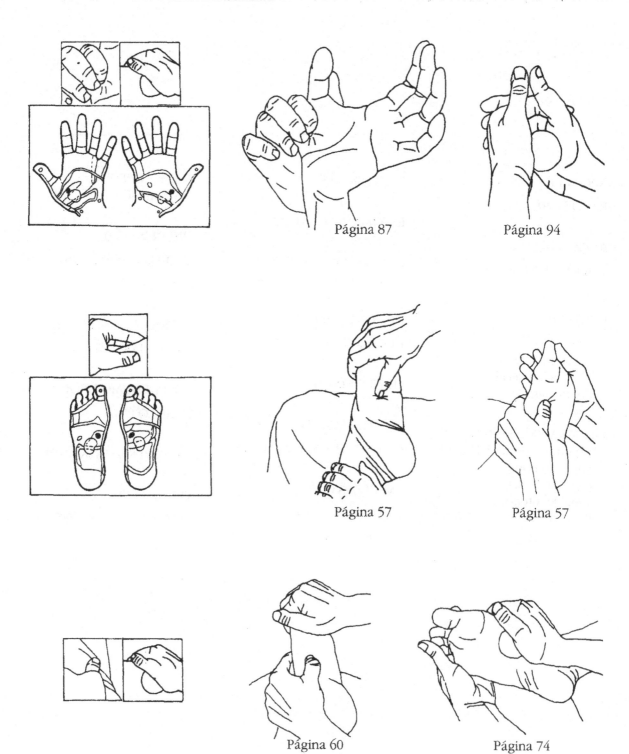

Página 87   Página 94

Página 57   Página 57

Página 60   Página 74

Partes corporales

Nueva ayuda:

Relación de sistemas: Glándulas endocrinas

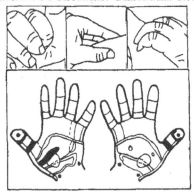

Pituitaria, cerebro, páncreas/ Tiroides/Ovario/Testículo, útero/Próstata

Función:
Una de las glándulas endocrinas más importantes.
Implicado en: Estrés, resistencia, energía, infección, tono muscular, inflamación

TOBILLO

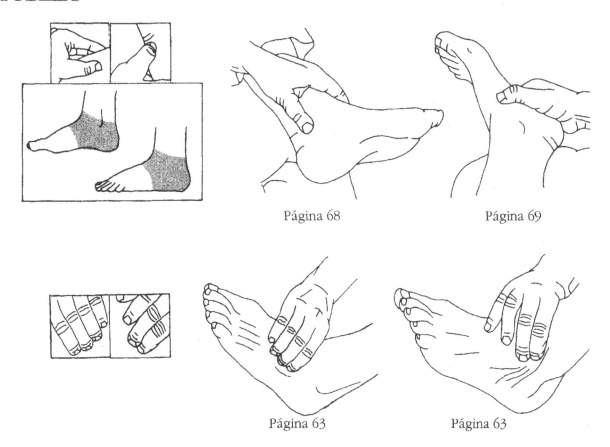

Página 68 Página 69

Página 63 Página 63

(continúa)

(continuación)

Nueva ayuda:

Relación de referencia: Muñeca

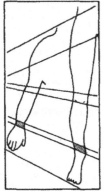
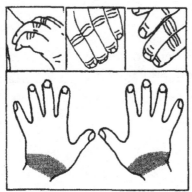
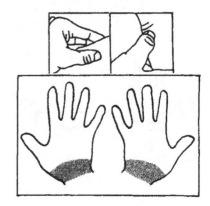

Nueva ayuda:

Relación de vecindad: espalda inferior.

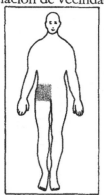
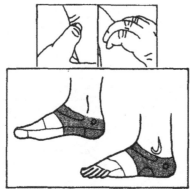

BRAZO

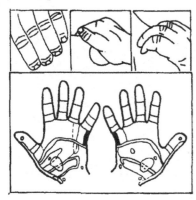
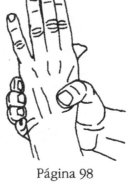
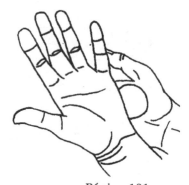

Página 98   Página 101

Partes corporales

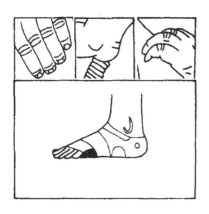 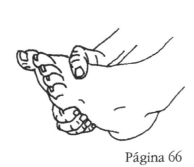 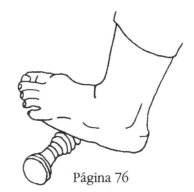

Página 66   Página 76

Nueva ayuda:

Relación de referencia: Hombro.

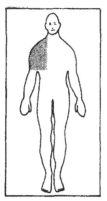 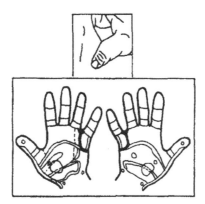 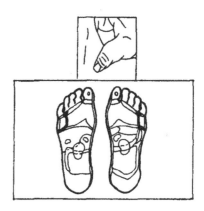

Nueva ayuda:

Relación de referencia: Pierna.

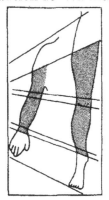

VEJIGA

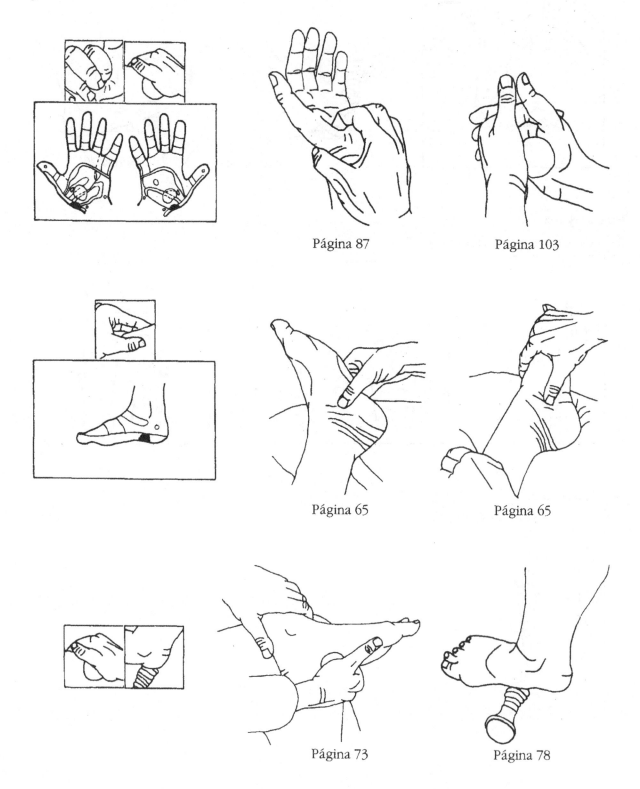

Página 87

Página 103

Página 65

Página 65

Página 73

Página 78

Partes corporales

Nueva ayuda:

Relación de sistemas: Riñones.

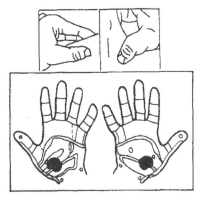
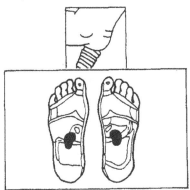

CEREBRO

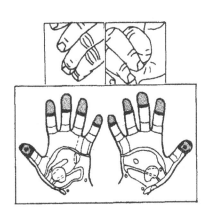
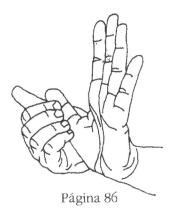

Página 86

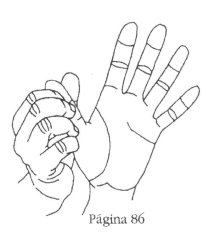

Página 86

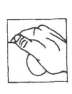
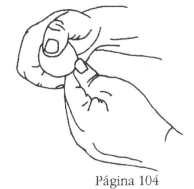

Página 104

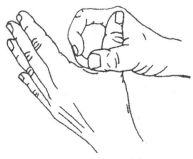

Página 102

(continúa)

(continuación)

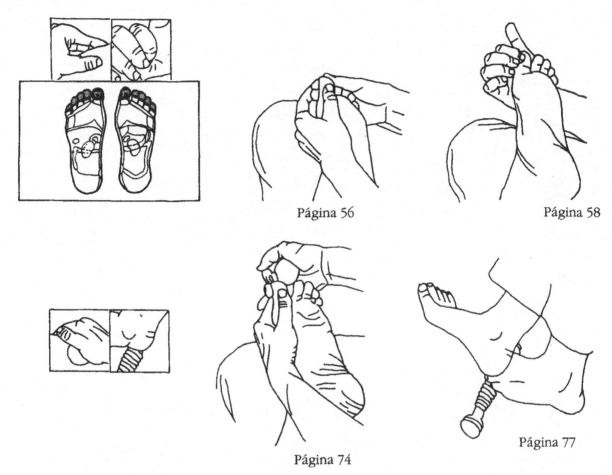

Página 56 Página 58

Página 74 Página 77

COLON/INTESTINO DELGADO

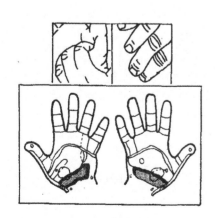
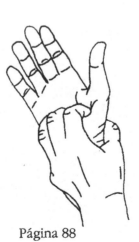
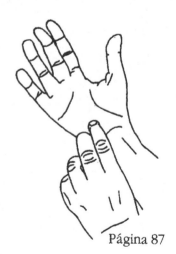

Página 88 Página 87

Partes corporales

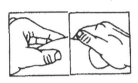 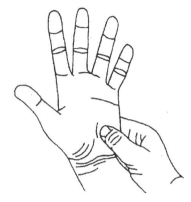 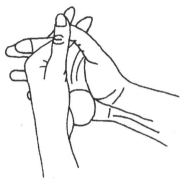

Página 85   Página 103

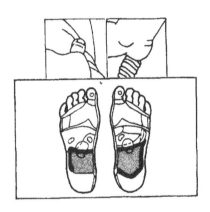 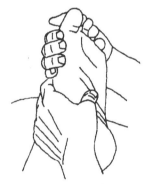 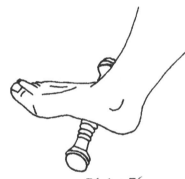

Página 69   Página 76

Nueva ayuda:

Relación de sistemas: Sistema digestivo, hígado, estómago

Nueva ayuda:

Relación de vecindad: Espalda inferior.

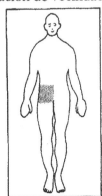 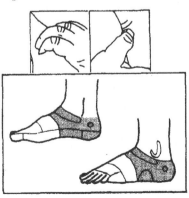 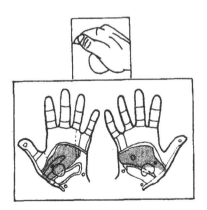

Válvula ileocecal

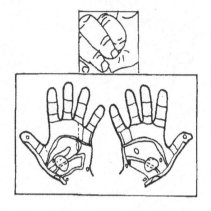
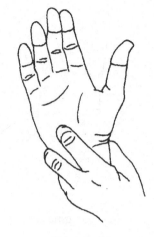
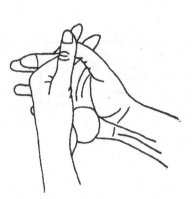

Página 87   Página 103

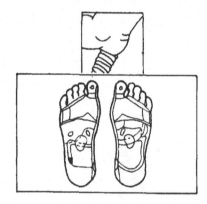
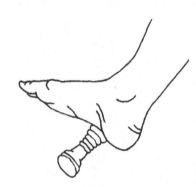

Página 76

Colon sigmoideo

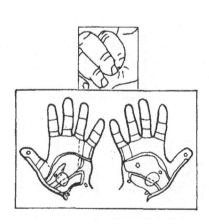
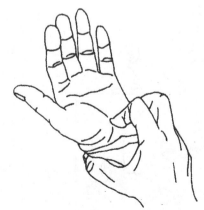
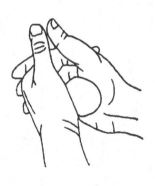

Página 87   Página 103

Partes corporales

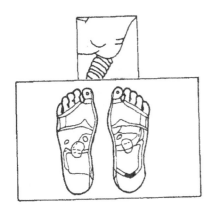

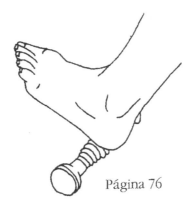

Página 76

Recto

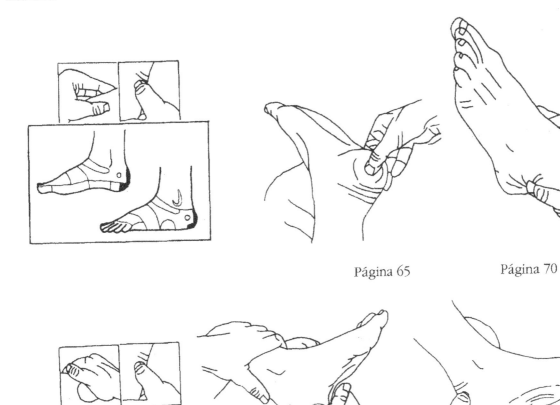

Página 65 Página 70

Página 73 Página 68

CODO

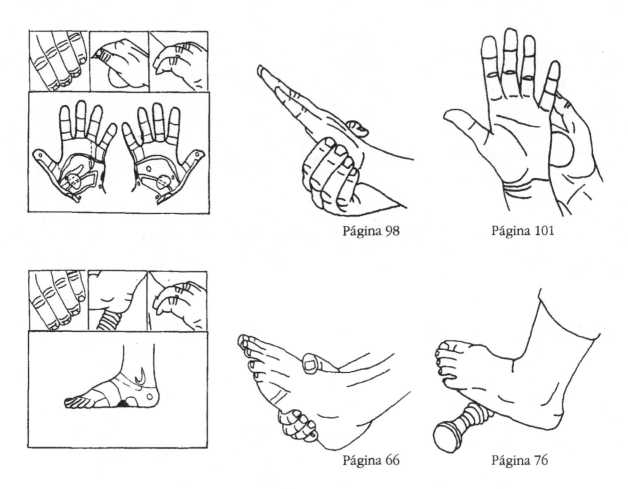

Página 98

Página 101

Página 66

Página 76

Nueva ayuda:

Relación de vecindad: Hombros.

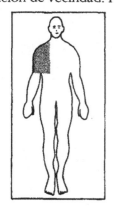
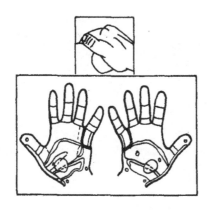
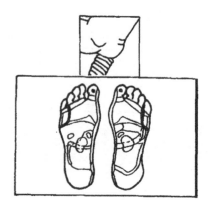

Partes corporales

Nueva ayuda:

Relación de referencia: Rodilla.

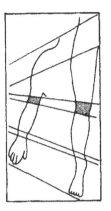

OJO/OIDO

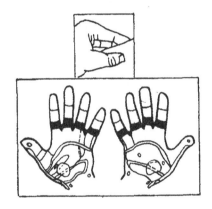

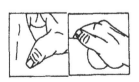

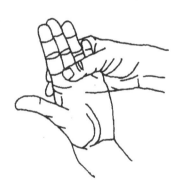

Página 84

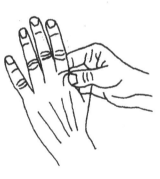

Página 93

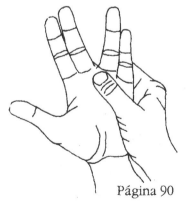

Página 90

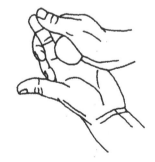

Página 101

(continúa)

(continuación)

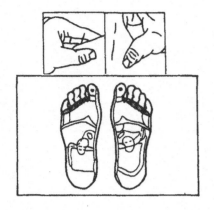 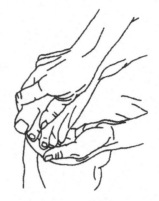 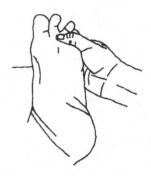

Página 61   Página 59

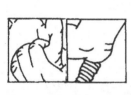 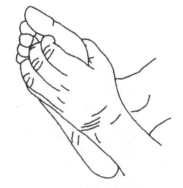 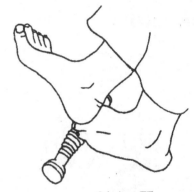

Página 58   Página 77

Nueva ayuda:

Relación zonal: Riñones.

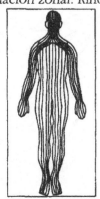 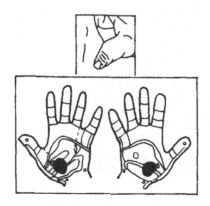 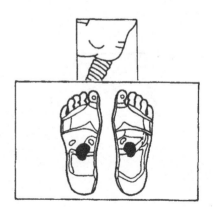

ROSTRO

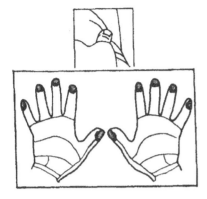

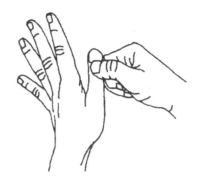

Página 92

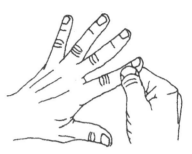

Página 92

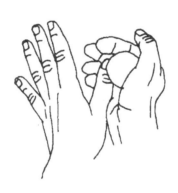

Página 104

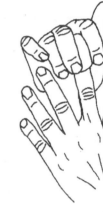

Página 104

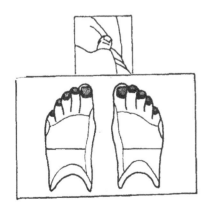

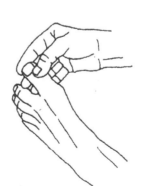

Página 61

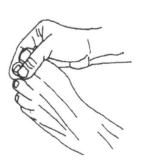

Página 61

(continúa)

(continuación)

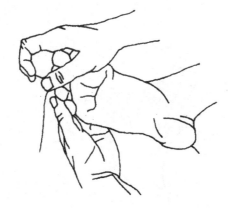
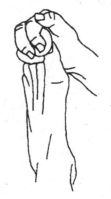

Página 75   Página 75

VESICULA BILIAR

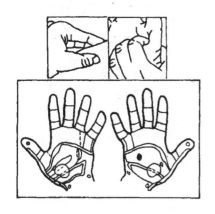
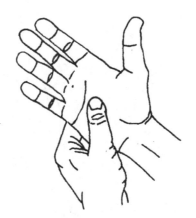
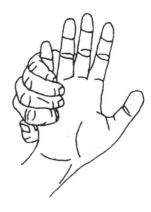

Página 84   Página 89

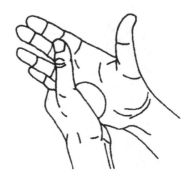

Página 103

Partes corporales

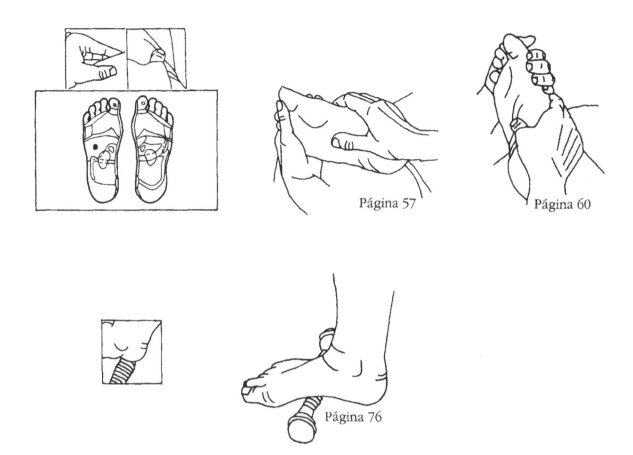

Nueva ayuda:

Relación de sistemas: Sistema digestivo, hígado, estómago.

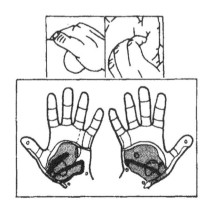 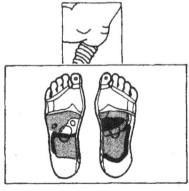

Función:
Almecenamiento de la bilis

Hígado
Estómago
Colon
Intestino delgado
Páncreas

CABEZA

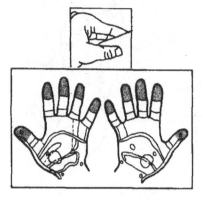

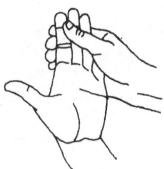

Página 84

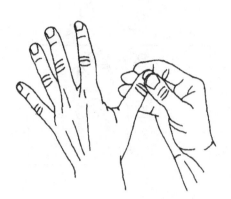

Página 93

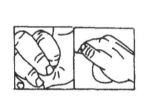

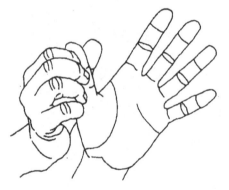

Página 86

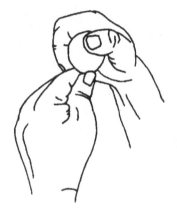

Página 104

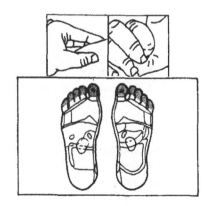

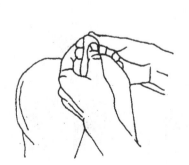

Página 56

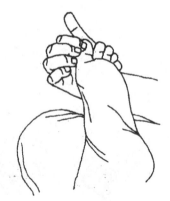

Página 58

Partes corporales

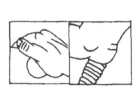
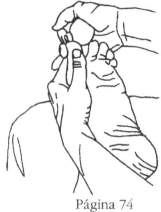
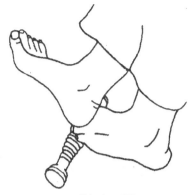

Página 74　　　　　Página 77

Nueva ayuda:

Relación de vecindad: Hombro.

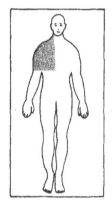
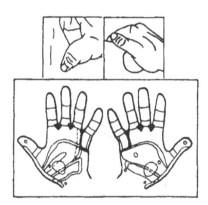
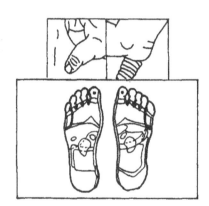

Relación de opuestos:

Rabadilla

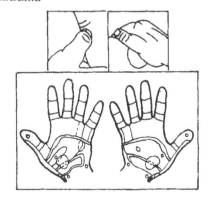
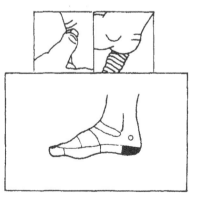

Nota: Areas incluidas:

Cabeza, cerebro, senos nasales, ojos, oídos, nervios craneales, nariz

CORAZON

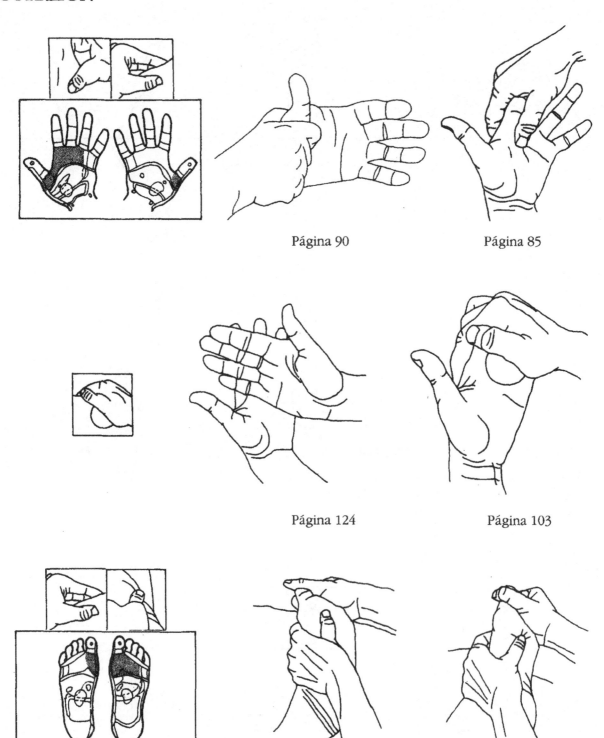

Página 90 Página 85

Página 124 Página 103

Página 57 Página 59

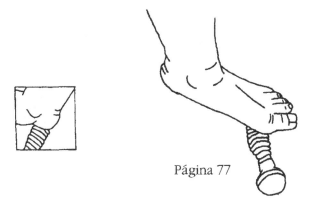

Página 77

Nueva ayuda:

Relación zonal: Colon sigmoideo.

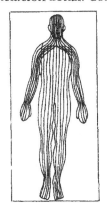 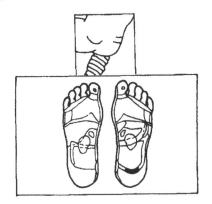 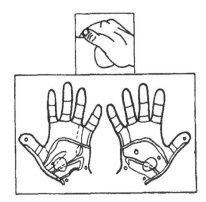

CADERA/CIATICA

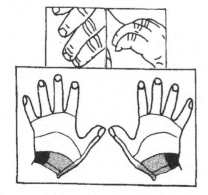
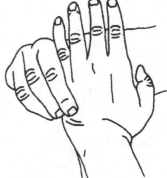
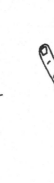
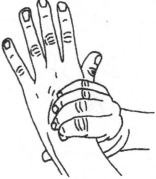

Página 94

Página 96

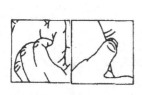
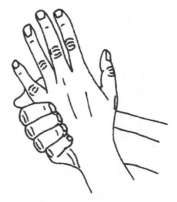

Página 95

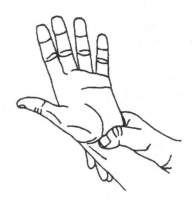

Página 96

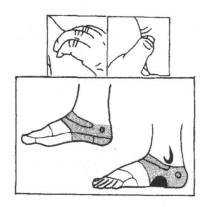
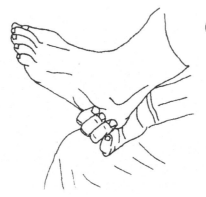

Página 66

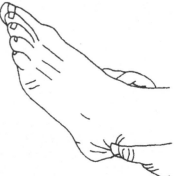

Página 70

Partes corporales

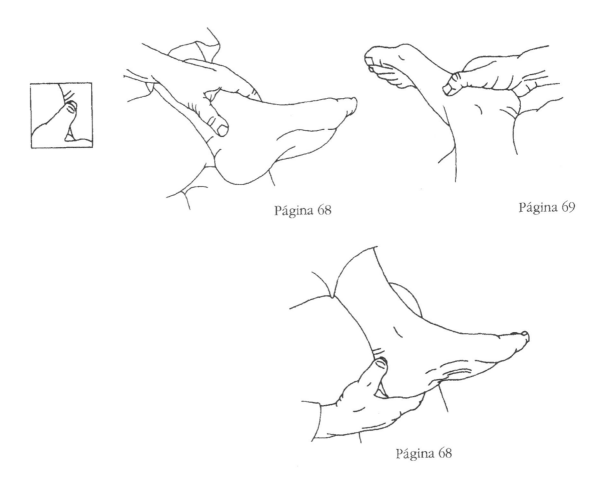

Página 68   Página 69

Página 68

Nueva ayuda:

Relación de referencia: Hombro.

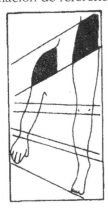 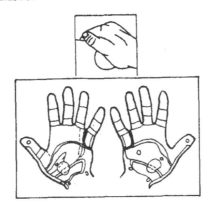 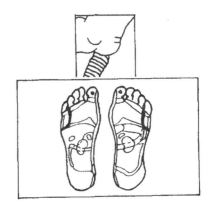

RIÑONES

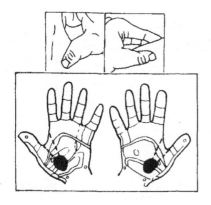
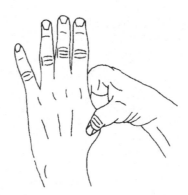
Página 92
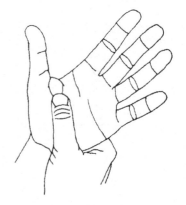
Página 91

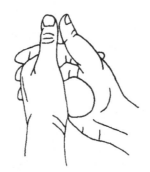
Página 103

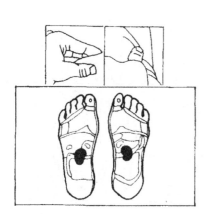
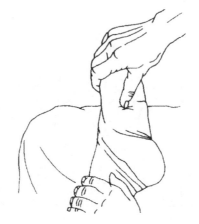
Página 65
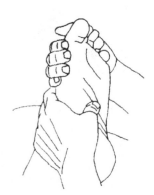
Página 60

Partes corporales

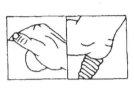
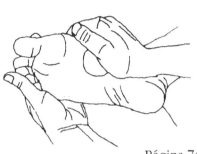
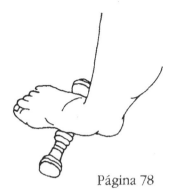

Página 74   Página 78

Nueva ayuda:

Relación de sistemas: Vejiga.

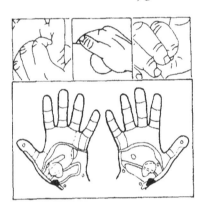
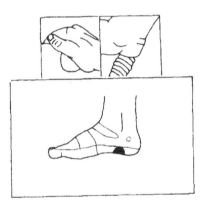

Funciones que incluye:

Eliminación de los líquidos, regulación de los ácidos/equilibrio alcalino, sal y otras sustancias de la sangre.

RODILLA/PIERNA

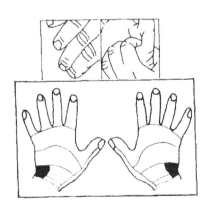
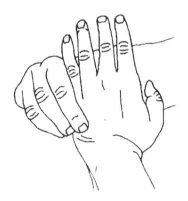

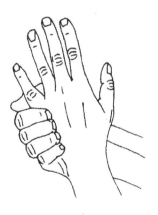

Página 94   Página 95

(continúa)

189

(continuación)

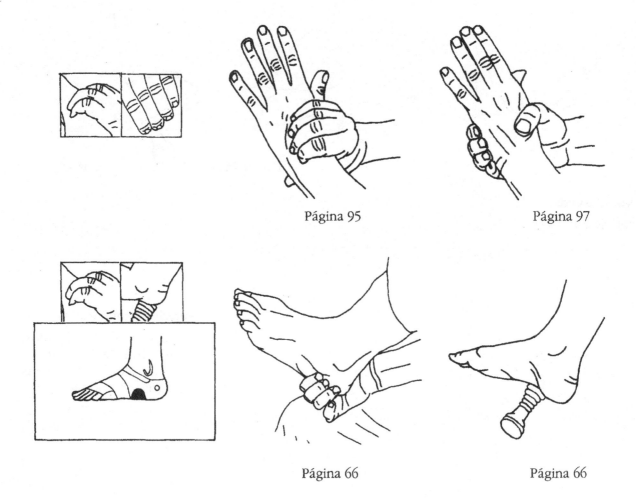

Página 95 Página 97

Página 66 Página 66

Nueva ayuda:

Relación de vecindad: Espalda inferior.

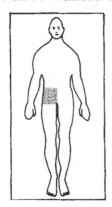 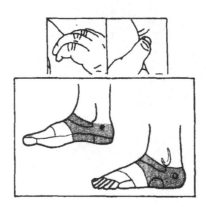

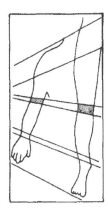

Nueva ayuda:

Relación de referencia: Codo.

HIGADO

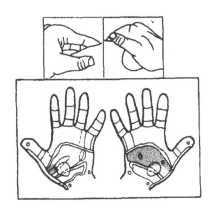

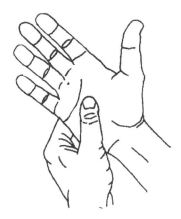

Página 85

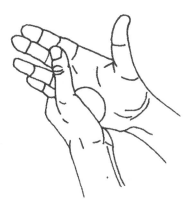

Página 103

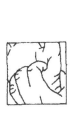
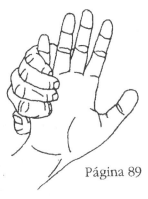

Página 89

(continúa)

(continuación)

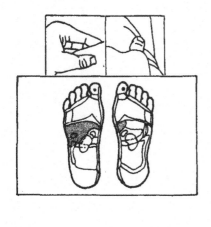 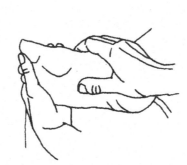 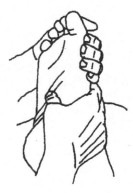

Página 57   Página 60

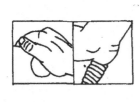 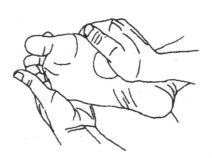 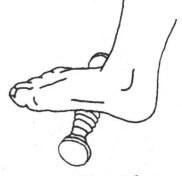

Página 74   Página 76

Nueva ayuda:

Relación de sistemas: sistema digestivo.

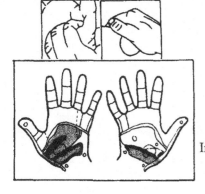

Estómago
Páncreas
Vesícula biliar
Colon
Intestino delgado

Funciones que incluye:
Digestión, metabolismo, mecanismo de coagulación, desintosicador de la sangre, almacenamiento de elementos nutritivos, producción del calor corporal, contribuyente de las defensas corporales

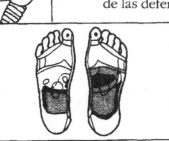

Partes corporales

PULMON/PECHO/MAMAS

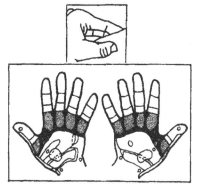

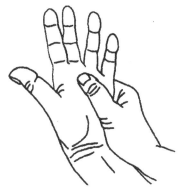

Página 84

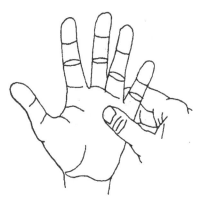

Página 84

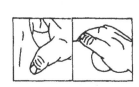

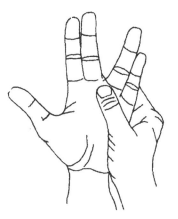

Página 90

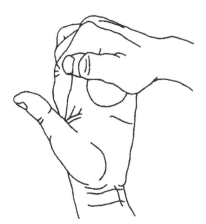

Página 102

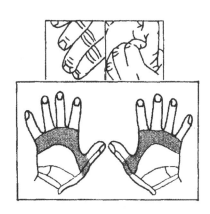

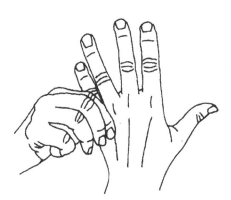

Página 94

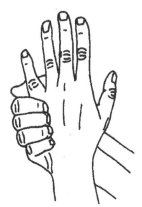

Página 81

(continúa)

193

(continuación)

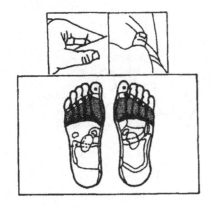 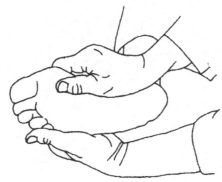 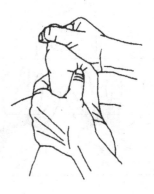

Página 57　　　　　Página 59

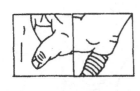 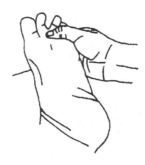 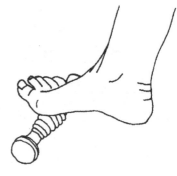

Página 59　　　　　Página 77

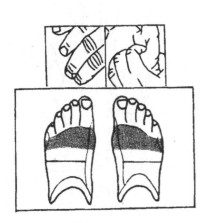 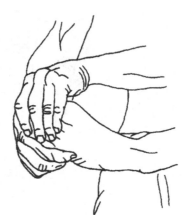 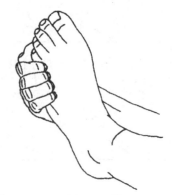

Página 62　　　　　Página 62

Partes corporales

Nueva ayuda:

Relación de sistemas: Pecho; sistema linfático.

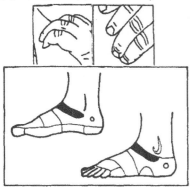

SISTEMA LINFATICO

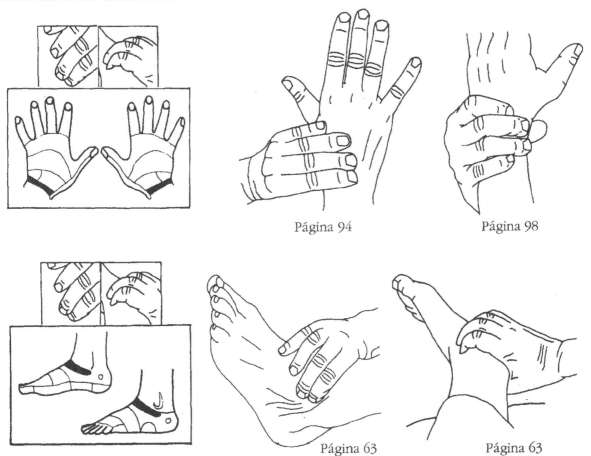

Página 94 Página 98

Página 63 Página 63

(continúa)

(continuación)

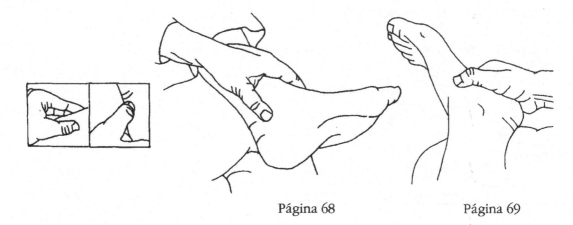

Página 68   Página 69

Nueva ayuda:

Relación de vecindad: Espalda inferior.

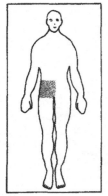
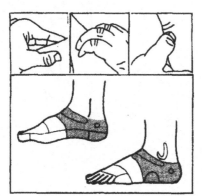

Nueva ayuda:

Relación de sistemas: Riñones/Vejiga.

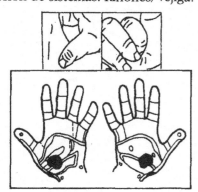

Funciones que incluye:
Combate la infección,
la eliminación de líquidos
y desperdicios, desintoxicación.

OVARIOS/TESTICULOS

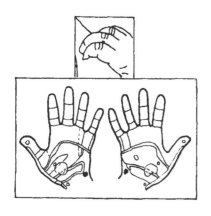
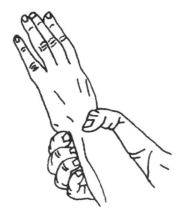

Página 98

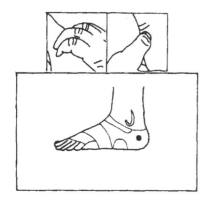
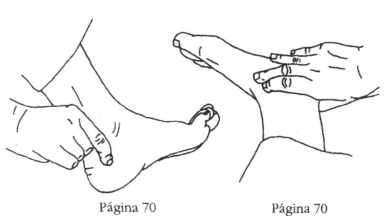

Página 70   Página 70

Nueva ayuda:

Relación de vecindad: Espalda inferior.

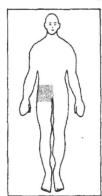
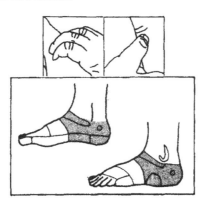

(continúa)

(continuación)

Nueva ayuda:

Relación de sistemas: Glándulas endocrinas.

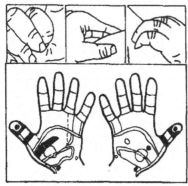

Pituitaria, cerebro, glándulas suprarrenales/Tiroides/Páncreas/Utero/Próstata

Funciones que incluye:
Una de las glándulas endocrinas más importantes
Implicado en: Capacidad reproductora, mantiene el deseo sexual, influye en el vigor físico y en el desarrollo físico

PANCREAS

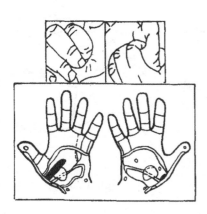

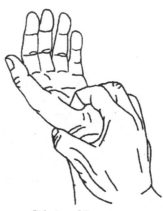

Página 87

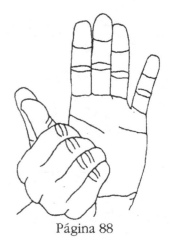

Página 88

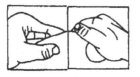

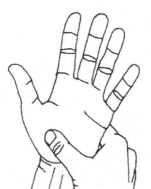

Página 85

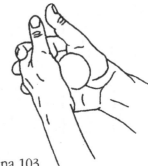

Página 103

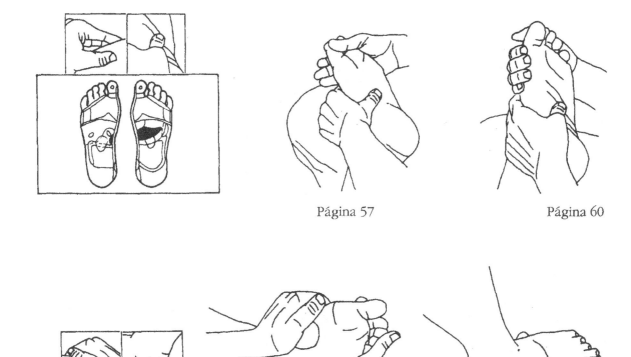

Página 57   Página 60

Página 74   Página 78

Nueva ayuda:

Relación de sistemas: Glándulas endocrinas

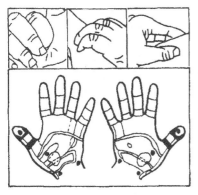

Pituitaria, cerebro, glándulas suprarrenales/Ovario/Testículo, útero/Próstata/Tiroides

Funciones que incluye: Una de las glándulas endocrinas más importantes.
Implicado en: Energía, niveles de azúcar en sangre, alerta mental

PITUITARIA

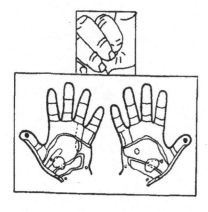
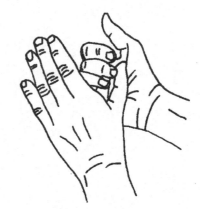

Página 86

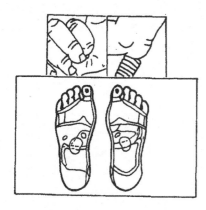
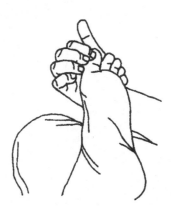
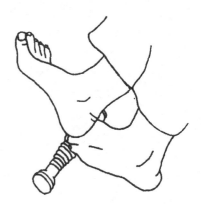

Página 58   Página 77

Nueva ayuda:

Relación de sistemas: Glándulas endocrinas.

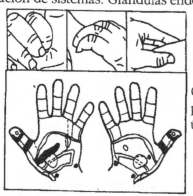

Cerebro, glándulas suprarrenales, páncreas/Ovarios/Testículo, útero/Próstata/Tiroides

Funciones que incluye:
Una de las glándulas endocrinas más importantes
Implicado en: Crecimiento, metabolismo, regulación de las otras glándulas endocrinas, regulación de la temperatura

Próstata *(Véase Utero/Prostata).*

Partes corporales

HOMBROS

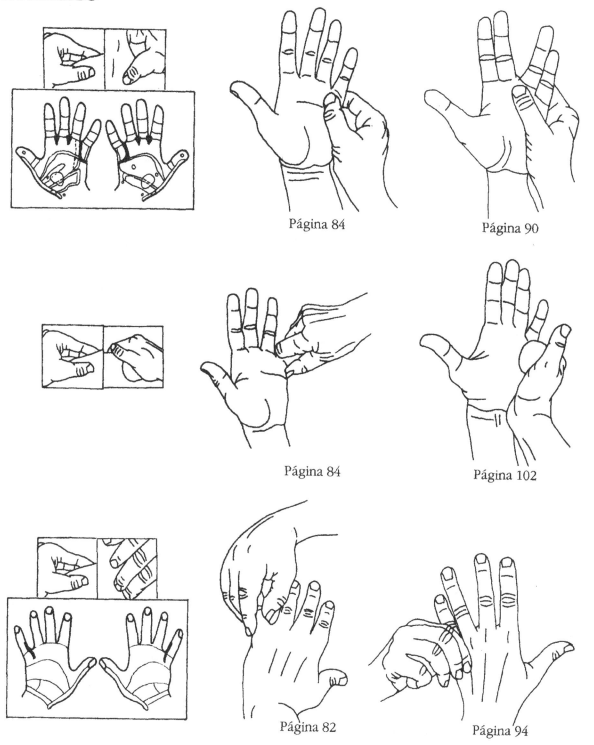

Página 84   Página 90

Página 84   Página 102

Página 82   Página 94

(continúa)

(continuación)

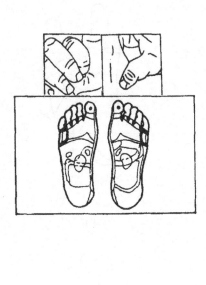
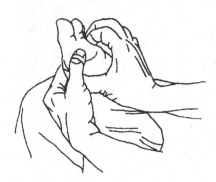
Página 58
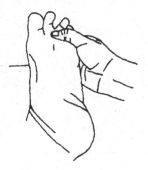
Página 59

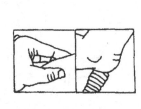
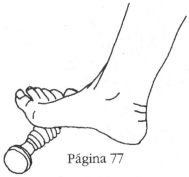
Página 77

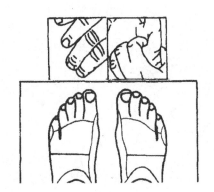
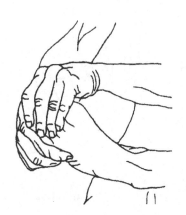
Página 62
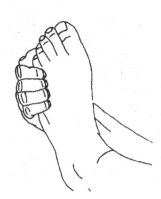
Página 62

Nueva ayuda:

Relación de referencia: Cadera.

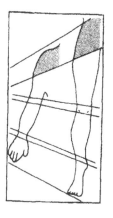
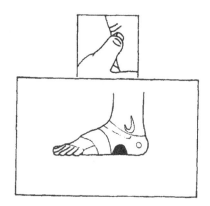

SENOS NASALES

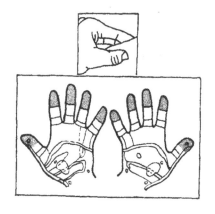
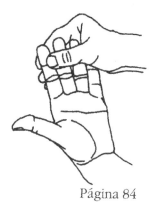

Página 84

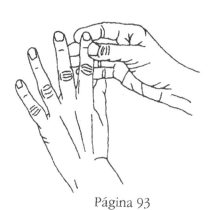

Página 93

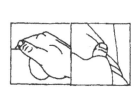
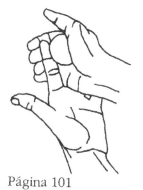

Página 101

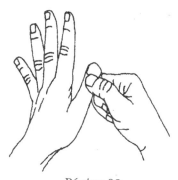

Página 92

(continúa)

(continuación)

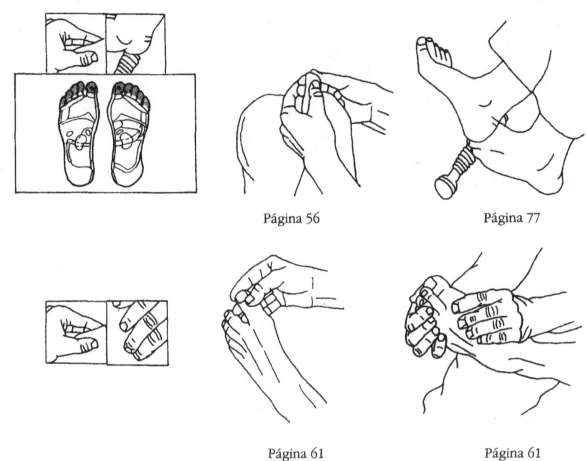

Página 56

Página 77

Página 61

Página 61

PLEXO SOLAR

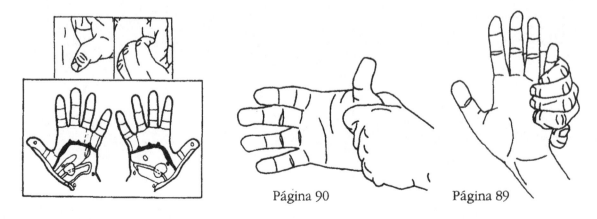

Página 90

Página 89

Partes corporales

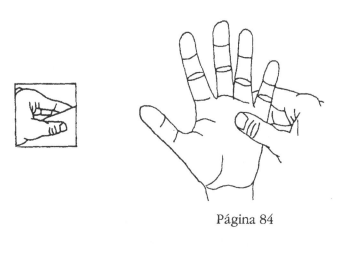
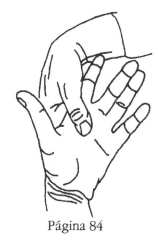

Página 84 Página 84

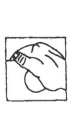
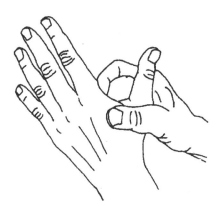

Página 102

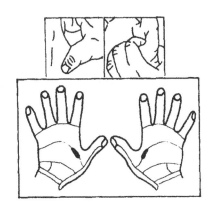
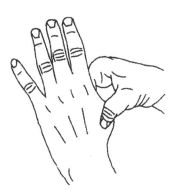
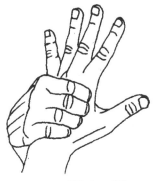

Página 92 Página 95

(continúa)

Reflexología de pies y manos

(continuación)

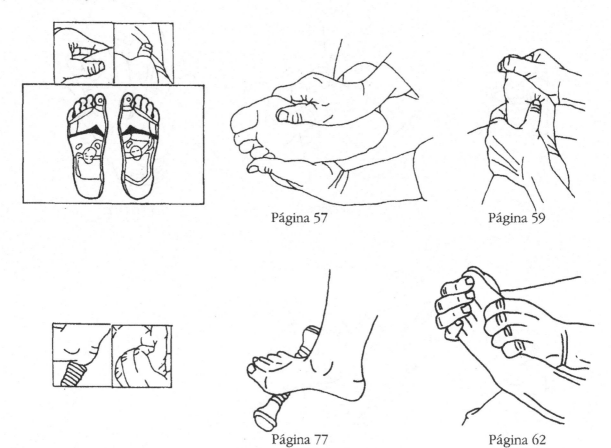

Página 57

Página 59

Página 77

Página 62

COLUMNA VERTEBRAL: Cuello/Séptima cervical

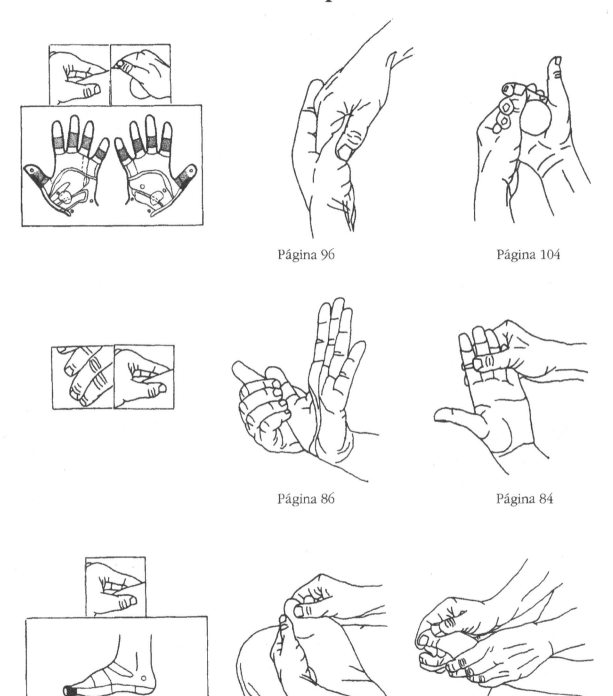

Página 96

Página 104

Página 86

Página 84

Página 56

Página 64

(continúa)

(continuación)

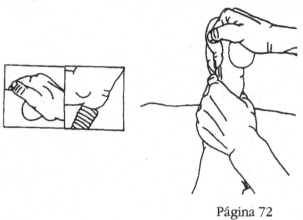

Página 72

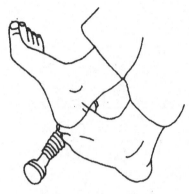

Página 77

Entre los hombros

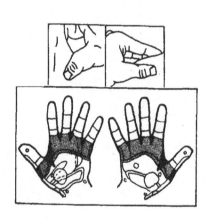

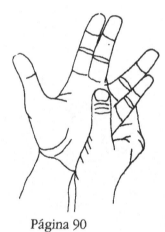

Página 90

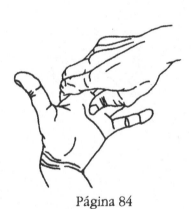

Página 84

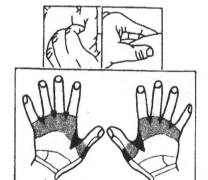

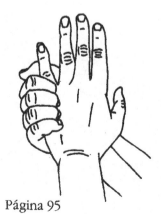

Página 95

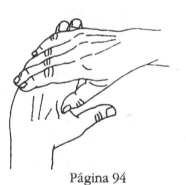

Página 94

Partes corporales

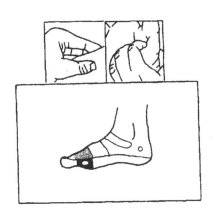

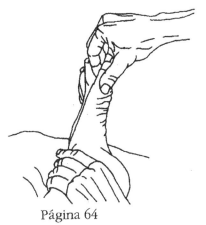

Página 64

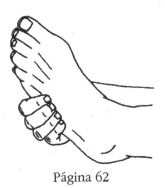

Página 62

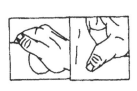

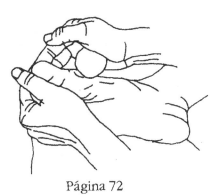

Página 72

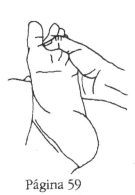

Página 59

(continúa)

(continuación)

Espalda media

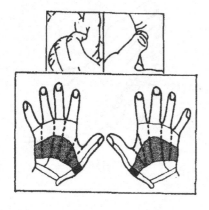
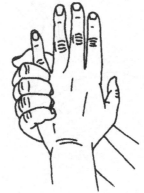
Página 95
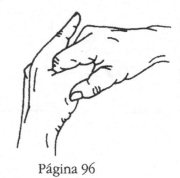
Página 96

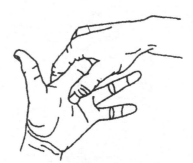
Página 85

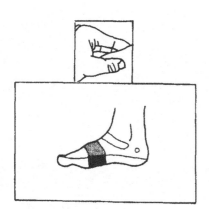
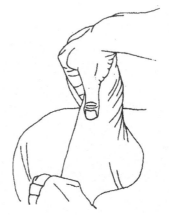
Página 64
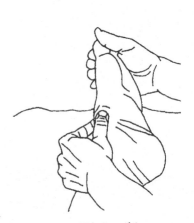
Página 64

Partes corporales

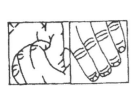 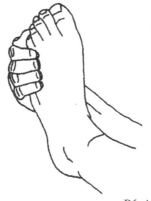 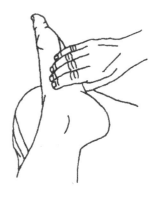

Página 62　　　　　Página 63

Espalda inferior

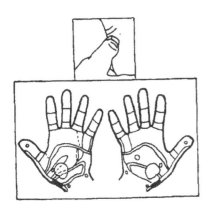 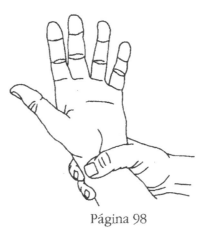

Página 98

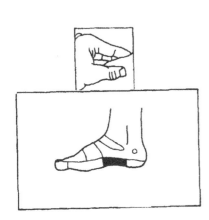 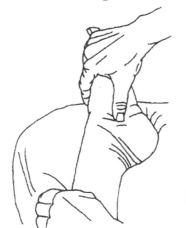 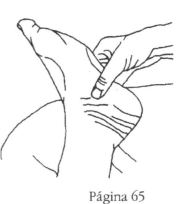

Página 65　　　　　Página 65

(continúa)

(continuación)

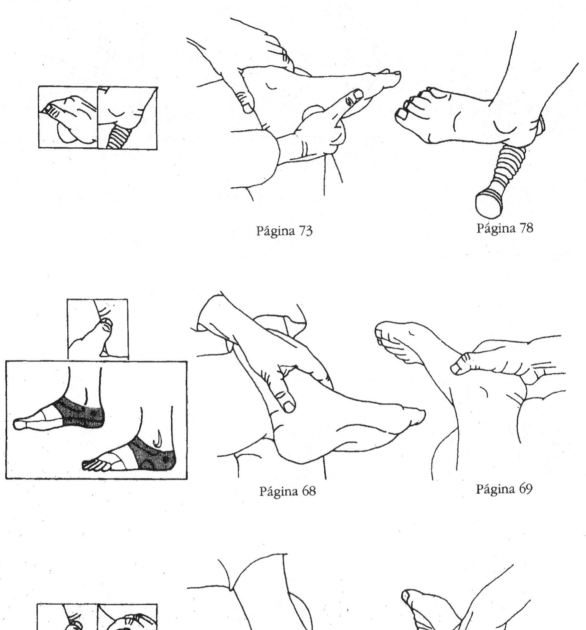

Página 73 Página 78

Página 68 Página 69

Página 68 Página 71

Rabadilla

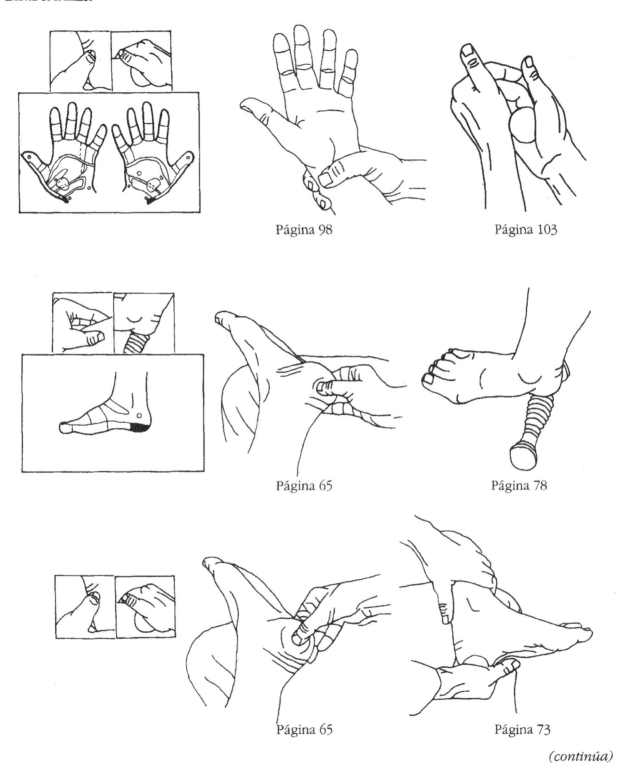

Página 98   Página 103

Página 65   Página 78

Página 65   Página 73

(continúa)

(continuación)

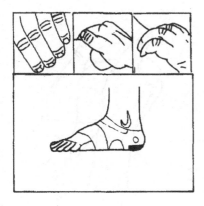

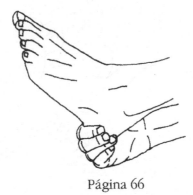

Página 66

BAZO

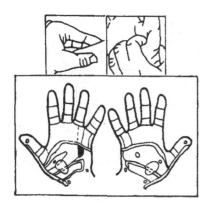

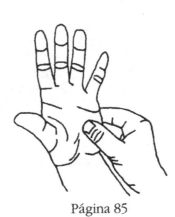

Página 85

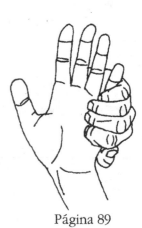

Página 89

 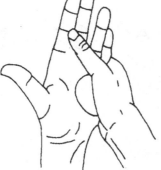

Página 103

Partes corporales

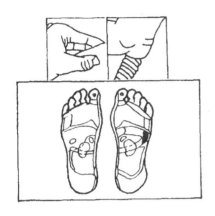 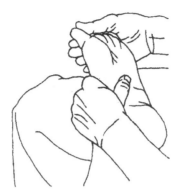 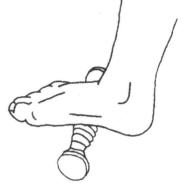

Página 57   Página 76

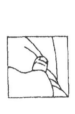 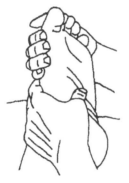

Página 60

Nueva ayuda:

Relación de sistemas: Hígado

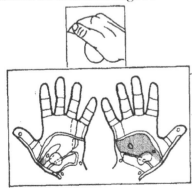

Funciones que incluye:
Implicado en: Infección, control de calidad de los glóbulos sanguíneos

ESTOMAGO

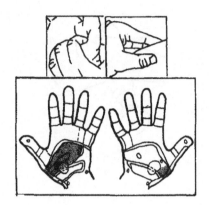
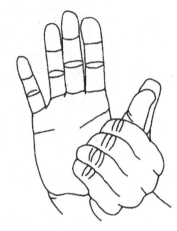
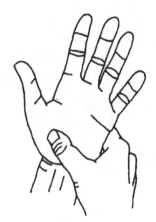

Página 88   Página 85

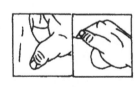
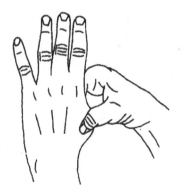
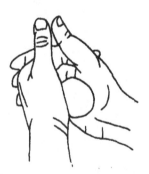

Página 92   Página 103

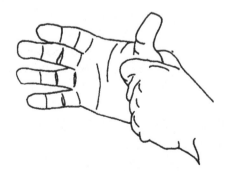

Página 90

Partes corporales

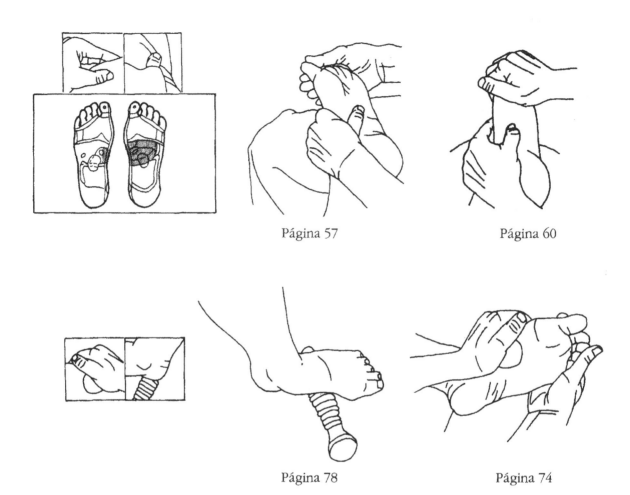

Página 57

Página 60

Página 78

Página 74

Nueva ayuda:

Relación de sistemas: Sistema digestivo

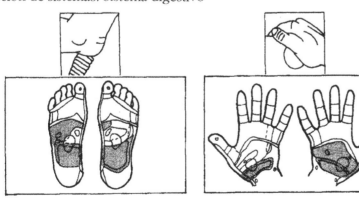

Hígado, colon, intestino delgado, páncreas

DIENTES

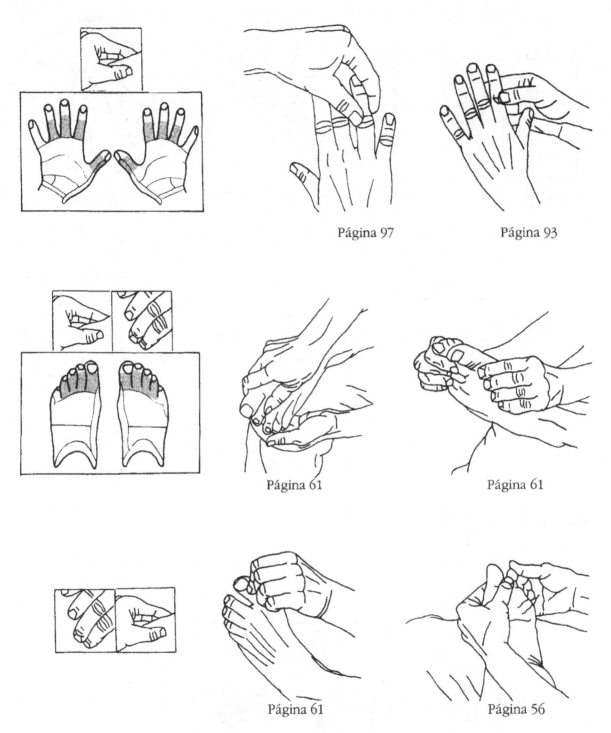

Página 97   Página 93

Página 61   Página 61

Página 61   Página 56

Testículos *(Ver Ovario/Testículo).*

Partes corporales

TIROIDES/PARATIROIDES

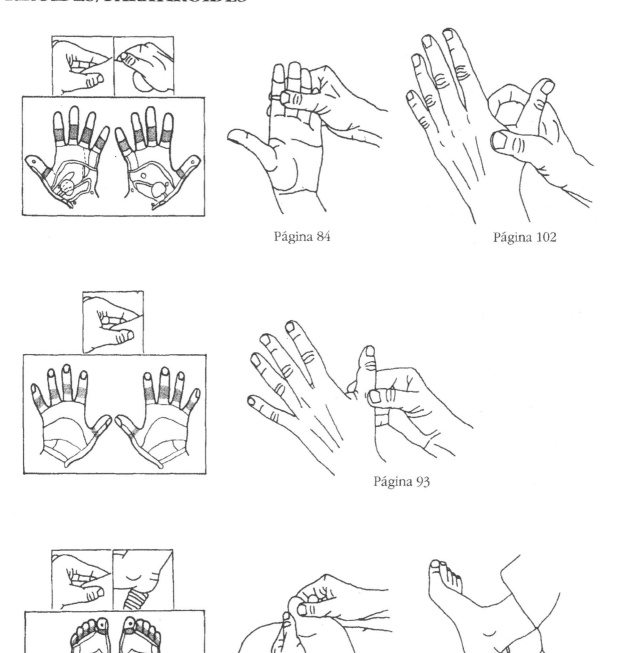

Página 84

Página 102

Página 93

Página 56

Página 77

(continúa)

(continuación)

Nueva ayuda:

Relación de sistemas: Glándulas endócrinas.

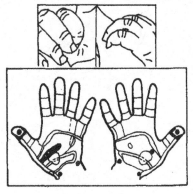

Pituitaria, cerebro, glándulas suprarrenales, páncreas/ Utero/Próstata, ovario/ Testículo

Funciones que incluye:
Una de las glándulas endocrinas más importantes.
Implicado en: metabolismo, sequedad de la piel, colesterol, desarrollo del crecimiento, paratiroides, niveles del calcio, calambres

UTERO/PROSTATA

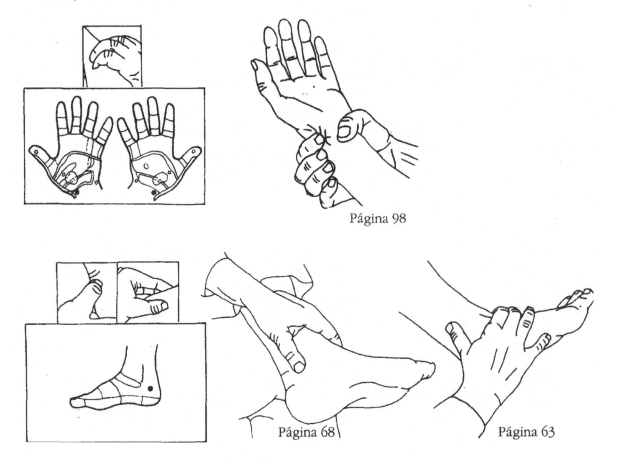

Página 98

Página 68

Página 63

Nueva ayuda:

Relación de sistemas: Glándulas endocrinas.

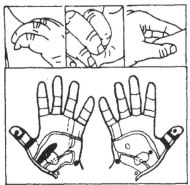

Ovario/Testículo/Pituitaria, cerebro, glándulas suprarrenales, páncreas/Tiroides

Nueva ayuda:

Relación de vecindad: Espalda inferior.

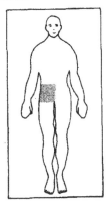
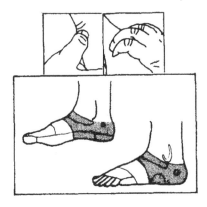

Función:
Una de las glándulas endocrinas más importantes.
Implicado en: Capacidad reproductora, mantiene el deseo sexual, influye en el vigor mental y el desarrollo físico

MUÑECA

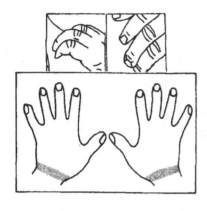

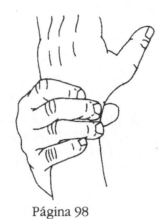

Página 98

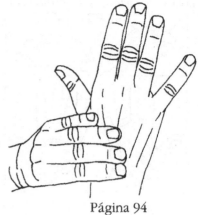

Página 94

Nueva ayuda:

Relación de referencia: Tobillo.

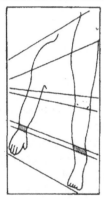

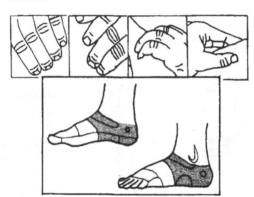

Nueva ayuda:

Relación de vecindad: Hombros.

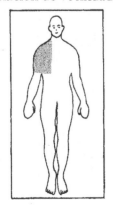

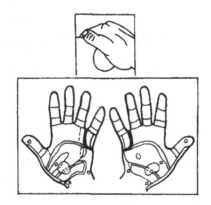

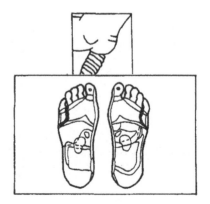

FILOSOFIA DE LA AUTOAYUDA

«Todos enfermamos por una combinación de factores mentales físicos y emocionales. Puede haber olvidado tomar una dieta razonable, o hacer el ejercicio necesario, o descansar adecuadamente. Puede haber estado muy tenso o ansioso durante un largo período de tiempo sin relajarse suficientemente. Puede haber mantenido una carga de trabajo irrazonable o estar tan entregado a la satisfacción de las necesidades de otros que ignora las suyas. Puede haber mantenido actitudes y creencias que le impidieron tener experiencias emocionales satisfactorias. En resumen, quizá no haya reconocido sus límites físicos y emocionales.»

Getting Well Again, de O. Carl Simonton, D. M., Stephanie Matthews-Simonton, James L. Creighton, Bantam Books, Nueva York, 1978, p. 97.

Cada persona es la que más puede decir sobre su salud. Las consideraciones dietéticas, los programas de ejercicios o las rutinas de reducción del estrés se llevan a cabo con mayor eficacia cuando es el propio individuo el que los dirige.

La autoayuda es una filosofía que pone de relieve la autovaloración como elemento clave de un programa de bienestar. La autovaloración ocupa un papel de importancia en el sistema sensorio corporal. Mediante la utilización del mecanismo de autopercepción, uno puede ayudar a ajustar los niveles de tensión y/o construir una relación más positiva con una parte del cuerpo. Dicho de otro modo, el trabajar con sus manos y sus pies puede permitirle:

- Una comunicación mejor con todo el cuerpo.
- Una sensación de que siempre hay una posibilidad de cambio.
- Una manera de contrarrestar los efectos nocivos del estrés y un método para transferir el estrés a una forma más constructiva de energía.
- Una perspectiva diferente del cuerpo, poniendo de relieve los pies y las manos como contribuyentes al plan corporal.

El bienestar puede practicarse. El trabajo con las manos y los pies es una forma de promover la aptitud innata del cuerpo a sentirse bien. La oportunidad de la interactuación siempre está presente.

Este libro es un manual acerca de las posibilidades de interacción con las manos y los pies. El tema central es que *es posible aprovecharse de la forma en que funciona el cuerpo y utilizar esta información para reducir el estrés y conservar la energía.*

Es un método simple y directo de interactuar con las complejidades del cuerpo. La simplicidad estriba en la aplicación de la experiencia sensoria. La complejidad está en la interpretación que hace el cuerpo de la experiencia.

«He aprendido algo nuevo. He aprendido a no subestimar nunca la capacidad de regeneración de la mente y el cuerpo humano: incluso cuando las perspectivas parecen más negativas. Posiblemente la fuerza vital sea la menos entendida de la tierra. William James dijo que los seres humanos tienden a vivir excesivamente dentro de unos límites que ellos mismos se han impuesto. Quizá esos límites retrocedan cuando respetemos de un modo más pleno el impulso natural de la mente y el cuerpo humano hacia la perfectibilidad y la regeneración. La protección y estímulo de ese impulso quizá sea el mejor ejercicio de libertad humana.»

Anatomy of an Illness, por Norman Cousins, W. W. Norton & Co., Nueva York, 1979, p. 48.

BIBLIOGRAFIA

Cousins, Norman: *Anatomy of an Illnes*, W. W. Norton and Co., Nueva York, 1979.

Dale, Ralph Alan: «*The Micro-Acupuncture Systems,*» *American Journal of Acupuncture*, vol. 4, Nº. 1, marzo, y vol. 4, Nº. 3, julio-septiembre, 1976.

Gellhorn, Ernst, y Loofburrow, G. W: *Emotions and Emotional Disorders: A Neuro-Physiological Study*, Harper and Row, 1963.

Gellhorn, Ernst: *Principles of Autonomic Somatic Integration*, University of Minnesota Press, 1967.

Guyton, Arthur C.: *Basic Human Physiology: Normal Function and Mechanisms of Disease*, W. B. Saunders Company, 1971.

Guyton, Arthur C.: *Function of the Human Body*, W. B. Saunders Company, 1969.

Jung, Carl G.: *Man and His Symbols*, Dell Publishing Co., 1968.

Miller, Jonathan: *The Body in Question*, Vintage, 1982.

Montagu, Ashley: *Touching: The Human Significance of the Skin*, Harper and Row, 1971.

Napier, John: *The Antiquity of Human Walking*, Scientific American, abril de 1967.

Napier, John: *The Evolution of the Hand*, Scientific American, diciembre, 1962.

Pribram, Karl H: *Languages of the Brain: Experimental Paradoxes and Principles of Neuropsychology*, Prentice-Hall, Inc. 1971.

Selye, Hans: *Stress Without Distress*, The New American Library, Inc., 1974.

Simonton, O. Carl; Matthews-Simonton, Stephanie; Creighton, James L.: *Gentting Well Again*, Bantanc Books, 1978.

Thompson, Richard F: *Foundation of Physiological Psychology*, Harper and Row, 1967.

Indice de nombres

acedía, 152.
acné, 142.
adaptación, 24, 26.
alergias, 142.
amigdalitis, 161.
aplopejía, 160.
artritis, 143.
asma, 143.

bazo, 214.
bienestar, 29, 224.
brazo. 165.
bronquitis, 144.
«buffing», 99-100.
bursitis, 144.

cabeza, 182.
cadera/ciática, 186.
callos, 146.
caminar con el pulgar y los dedos, técnica, 31, 37, 45; *caminar con el pulgar*, 37, 46, 56-57, 61, 64-65, 84-85, 93-94, 97; *caminar con dedos*, 37, 47, 61, 62, 63, 66-67, 85-86, 94, 98; *caminar con dedos múltiples*, 37, 47, 63, 66-67, 98.
catarro común, 145.
cerebro, 171.
ciática, 158.
circulación (mal), 145.
circulatorio, sistema, 132.
codo, 165.
colitis, 145.
colon/intestino delgado, 172.
colon sigmoideo, 174.
columna vertebral, 165.
conciencia corporal, 19-21.
corazón, 151, 184.
Cousins, Norman, 224.

Creighton, James L., 223.
cuello, 207.

Dale, Ralph Alan, 11.
dedos de los pies fuera, 112.
desmayo, 149.
diabetes, 146.
dientes, 218.
diverticulitis, 147.
dolor de cabeza, 151.
dolor de oído, 147.
dolores, 142.
dolores, rigidez, 142.

eccema, 148.
embarazo, 157.
endurecimiento de las arteris, 150.
enfisema, 148.
energía, 17-18, 19.
entumecimiento de los dedos, 150.
esclerosis múltiple, 155.
espalda inferior, 211.
espalda media, 210.
espalda, *ver* columna
estómago, 216.
estreñimiento, 146.
estrés, 13, 18, 19, 22
esterilidad, 154.

fase de postura, 112.
fatiga, 149.
fiebre, 149.
fiebre del heno, 151.
flatulencia, 150.
flebitis, 157.
garganta dolorida, 159
gerente corporal, 19-31.

glándulas suprarrenales, 166.
glucosa, 25.
golpe de talón, 112.
gota, 150.
Guyton, Arthur C., 23

Hahn, Ruth, 9.
hemorroides, 152.
hernia hiatal, 152.
herpes, 158.
hígado, 191.
hiperextensión/hiperflexión de cuello, 162.
hipoglucemia, 153.
histerectomía. 153.
hombro, 165.
homeostasis, 25.
homoplatos, entre los, 208.

impotencia, 153.
indigestión, 154.
infección renal, 154.
intestino delgado, *ver* colon/intestino delgado

juanete, 144.

lenguaje corporal, 22-24.
locomoción, 10, 20-21, 25-26, 111-112.

mamas, *ver* pulmón/pecho/mamas,
Matthews-Simonton, Stephanie, 223.
mecanismo de zancada, 111-112
menopausia, 155.
menstruación (irregular o difícil), 155
Miller, Jonathan, 24.
movimiento direccional de la mano, 31, 123.
movimiento direccional de los pies, 38, 111-112; dorsiflexión, 112, 113-115, 118-119; eversión, 112, 113-115, 118-119; inversion, 112, 113-115, 118-119; plantarflexión, 112, 113-115, 118-119.

muñeca, 222.
neumonía, 157.

ojo/oído, 177.
opuestos, relación de, 132.
oreja, *ver* ojo/oreja.
órganos sensorios, 10, 17-18, 111.
osteoporosis, 156.
ovario/testículo, 197.

páncreas, 198.
parálisis, 156.
paratiroides, *ver* tiroides/paratiroides,

pecho, *ver* pulmón/pecho/mamas.
pelota de golf, 31, 72-75, 101-104.
piel, 159.
pierna, 189.
pituitaria, 200.
plexo solar, 204.
presión, 25; alernante, 25, 42-43-44; directa, 25, 42, 43; constante, uniforme, 45-47.
propriocisar®, 21.
propriocepción, 9, 17-18, 22-23.
próstata, *ver* útero/próstata.
pulmón/pecho/mamas, 193.

rabadilla, 213.
recto, 175.
Reflexions, 23.
reflexología, 9, 22, 25, 111.
relación de sistemas, 132.
relación de vecindad, 132.
relación zonal, 26-28, 131.
relaciones corporales: con los pies y las manos, 17-18; locomotoras, 26-28.
relaciones de referencia, 11, 26-28, 131.
relaciones reiterativas, 26-28, 131.
relajación, 9, 38.
replicación de zancada, 22, 31, 37, 111.
riñones, 188.
rodilla/pierna, 189.
rodilla de pies, 31, 76-78.
rostro, 179.
rotar sobre un punto, 31, 37; *dedo*, 37, 44, 66-67; *pulgar*, 37, 44, 68-70.
ruido en los oídos, 161.

Selye, Hans, 24
senos nasales, 203.
señales sensorias, 20, 22-26, 29-32, 38, 111; *abocinado* 116-119, 124; *percusión*, 116-119, 124; *golpeteo*, 116-119, 124.
séptima cervical, 207.
Sherrington, Charles, 13, 112.
sistema digestivo, 132.
sistema endocrino, 132.
sistema linfático, 132, 195.
sistema nervioso, 132.
sistema reproductor, 132.
sistema respiratorio, 132.
soportar el peso, 38, 111-112; *presión*, 122; *elevación*, 122; *descanso*, 122; *caminar sobre palo*, 120, 121.
soriasis, 158.
supervivencia, 10, 13, 17-18.
suprarrenales, glándulas, 166.

técnica del agarre, 31, 37, 41, 48-50; *agarre directo*, 37, 43, 50, 59, 60; *dedo múltiple*, 17, 42, 48-49, 58, 62, 88-75, 95; *el pellizco*, 37, 42, 48-49, 59, 90-92; *un sólo dedo*, 37, 41, 48-49, 58, 61, 86-87, 90.
tendonitis, 160.
tensión, 160.
The Complete Guide to Foot Reflexology, 13, 124.
tensión ocular, 148.
testículo, *ver* ovario/testículo.
tiroides/paratiroides, 219.
tobillo, 167.
tobillo (hinchado), 143.
torcedura de cuello, 162.
tono, 13-14, 18, 20.
tumor, 161.

úlcera, 162.
uñas de los dedos, 41.
urinario, sistema 132.
útero/próstata, 220.
válvula ileocecal, 174.
vejiga, 170.
venas varicosas, 162.
vértigo, 147.
vesícula biliar, 180.

zapatos, 111-112.
zonas, 129.
zumbidos en los oídos, 161.

Made in the USA
Monee, IL
01 October 2023